Dieses Buch gehört

____

____

ISBN: 978-3-947738-94-6

Raiffeisenstr. 4 · D-83377 Vachendorf
www.kampenwand-verlag.de

1. Auflage 2021

Versand & Vertrieb durch Nova MD GmbH
www.novamd.de · bestellung@novamd.de · +49 (0) 861 166 17 27

Autoren: Franz Zwerschina & Rafael Bettschart
Lektorat: Tatjana Westphal

Printed in Czech Republic

FINIDR, s.r.o. · Lípová 1965 · 737 01 Český Těšín

KAMPENWAND
VERLAG

ZUM
VÖG
ELN
REICH
TS

Franz Zwerschina & Rafael Bettschart

ZUM VÖGELN REICHTS*

Der etwas andere Dating-Guide

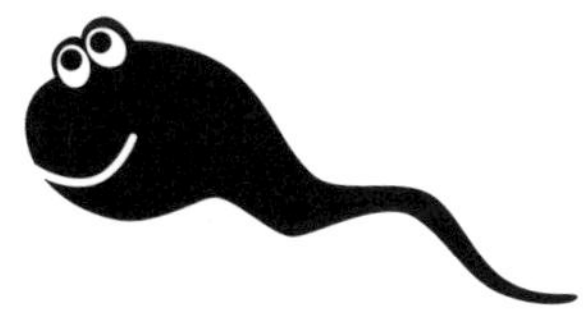

*Entdecken Sie Ihre gesunde Hemmungslosigkeit

WIDMUNG

Dieses Buch ist **Worf** gewidmet.[1]

[1] Sollten Sie nicht wissen wer Worf ist, dann hatten Sie offenbar noch nie Sex mit einem Klingonen.

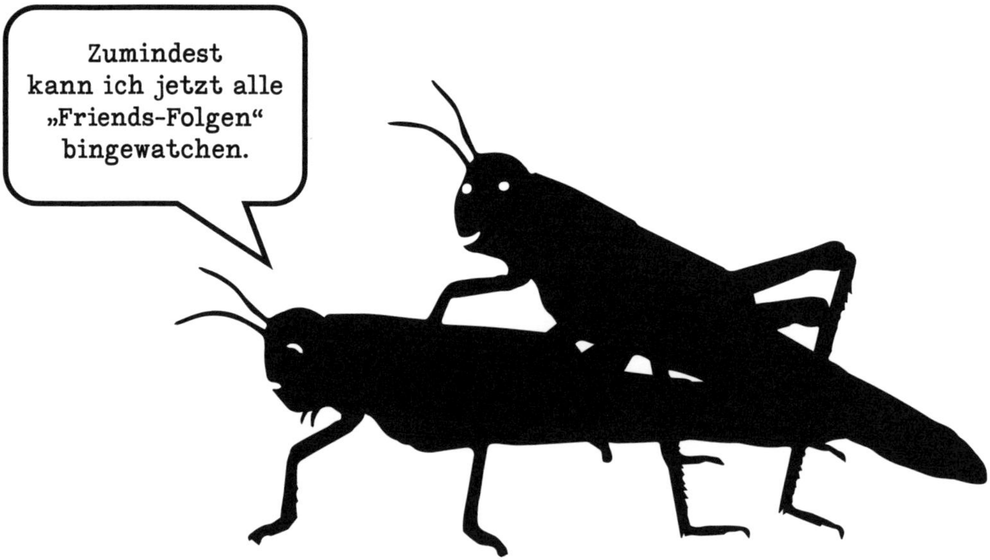
Zumindest kann ich jetzt alle „Friends-Folgen" bingewatchen.

KURIOSES AUS DEM TIERREICH

Haben Sie sich schon mal damit gebrüstet, wie lange Sie während des Koitus „durchhalten"?

Nun, auch wenn Sie unter Ihren verflossenen Partnern als ausdauernd gelten – in Sachen **Dauersex** hat Ihnen die Stabheuschrecke bestimmt etwas voraus. Wenn es intim wird, halten sich diese fragilen Tierchen bis zu zehn Wochen am Stück an ihren Partnern fest und begatten es.

Nun mag man einwenden, dass die Stabheuschrecken keinen Ablenkungen wie Netflix, Fußball oder einer geregelten Arbeit ausgesetzt sind – dennoch gebührt Ihnen für so viel Beharrlichkeit Anerkennung.

NHALT

VORWORT	S. 18
DAS GESETZ DER SIGNALE	S. 20
VOR DEM DATE	S. 22
WO MAN EINEN PARTNER FINDET	S. 24
Spargel verbindet	S. 25
Clubs, Kneipen, Bars	S. 26
Exkurs: Die Gretchenfrage – Saufen oder nicht saufen?	S. 28
Auf der Straße	S. 30
Reine Mathematik	S. 33
Auf der Arbeit	S. 34
Tanzcafés	S. 36
Kurioses	S. 38
Kontaktanzeigen	S. 39
Online-Dating	S. 42
Aussehen ist zweitrangig	S. 44
Exkurs: Authentizität	S. 47
Online-Dating Lingo	S. 48
BEKANNTE DATING-AUSDRÜCKE	S. 50
Netflix and Chill	S. 51
Wanna Smash?	S. 52
Pillow Fighter	S. 52
BBW, BBC & BBB	S. 53
Flaking, Ghosting & Orbiting	S. 53
Ywfhtl	S. 54

VORBEREITUNG S. 56
Gesprächsthemen S. 57
Manieren S. 58
Körperhygiene S. 60

WIE MAN SICH BEI EINEM DATE VERHÄLT S. 62

LOKALITÄT FÜR EIN DATE S. 64
Was Sie tunlichst vermeiden sollten S. 66

EXKURS: BERLINER DATE S. 68

TIPPS & TRICKS S. 70

WERKZEUGE DES VERFÜHRERS S. 72
Humor S. 74
Exkurs: Kompliment und Understatement S. 76
Körperkontakt S. 78
Augenkontakt S. 79
Ignore & live S. 80
Geschichten erzählen S. 82

MIT WORTEN VERZAUBERN S. 84
Küssen S. 86
Prüdes Hollywood S. 88

ALFRED HITCHCOCKS DIE VÖGELN S. 89

NACH DEM DATE S. 90

DER SEXUELLE KONTAKT S. 93

Missionarsstellung S. 94
Wiener Auster S. 94
Reiterstellung S. 94
Coitus a tergo S. 94
Juwelendieb S. 95
Neunundsechzig S. 95
Tea Bag S. 95
Einsamer Nasenaffe S. 95
Kurioses: Kosmische Gesetze S. 96
Der sexuelle Lebenszyklus S. 100
Dirty Talk S. 101
Angry Pirate S. 102
Abrakadabra S. 103
Mut zum Fetisch S. 104

BEZIEHUNGEN S. 106
Familien und Freundeskreis des Partners S. 107
Exkurs: Andere Länder, andere (Dating-) Sitten S. 108
Der 24/7 Test S. 110
Der Ring der Herren S. 111
Zusammenleben S. 112
Körperliche Veränderungen S. 113
Die Ehe S. 114
Affären S. 115
Kurioses: Sexpuppen S. 116

HIER FINDEN SIE PLATZ FÜR EIGENE DATING-ANEKDOTEN: S. 117

DAS SINNLOSE GIMMICK S. 118

DIE AUTOREN S. 123

VORWORT

Die Sehnsucht der Menschen nach körperlicher Nähe ist so alt wie die zentralen Fragen unserer Existenz. Etwa die Frage nach dem Sinn des Lebens, ob nun das Ei oder das Huhn zuerst da war oder wie es Nicolas Cage mit derart wenig Haupthaar geschafft hat, ein gefragter Hollywoodstar zu werden?

Hand aufs Herz: die Tiere tun es, die Pflanzen tun es - Ja, sogar Mikroben, Bakterien und Ihre Eltern tun es. Sie pflanzen sich fort. Aber bis auf wenige Ausnahmen im Tierreich - wie etwa Delfine - haben wir Menschen dabei ein breites Grinsen im Gesicht. Warum? Weil wir gelernt haben, Sex nicht ausschließlich zur Reproduktion zu nutzen.

In diesem Werk lernen Sie nicht, wie Sie Frauen ködern, Männer um den Finger wickeln oder zum manipulativen **Alphatierchen** aufsteigen. Hier gibt es auch keine Pick-Up-Techniken, die Sie akribisch abarbeiten, um endlich über Ihren Schatten zu springen und fremde Personen auf der Straße zu belästigen.

Glauben Sie keinem sogenannten Pickup-Artist, der Ihnen erzählt, es gäbe eine einfache, geheime Formel, die es Ihnen - sobald man sie kennt - ermöglicht, jeden Menschen für sich zu gewinnen. Das gehört ins Reich der Mythen so wie Liebes-Voodoo, Nashornpulver zur Potenzsteigerung oder die Annahme, dass sich die Konstellation der Sterne in irgendeiner Art und Weise auf unser Wohlbefinden auswirkt.

Was wirklich zählt, wenn Sie Ihren Schwarm zu einem Schäferstündchen überzeugen wollen, werden Sie - hoffentlich - im Laufe dieses Büchleins lernen. Vergessen Sie dabei aber nicht: Bleiben Sie authentisch. Wer Dating mit der nüchternen Präzision eines Chirurgen begreift, agiert schnell zu kopflastig. Doch gerade beim Kennenlernen ist Bauchgefühl und eine spielerische Herangehensweise essenziell.

VORWORT

„Sex ist ein Teil der Natur.
Ich schließe mich der Natur an."

Marilyn Monroe

DAS GESETZ DER SIGNALE

Der sogenannte Kavaliersdelikt ist ein angestaubtes Relikt aus früheren Tagen und heute in etwa so **en vogue** wie Tamagotchis, Kohlekraftwerke oder Goethes Farbenlehre. Fürs Protokoll: Jemand, der Steuern hinterzieht, ist kein moderner Robin Hood. Jemand, der betrunken Auto fährt, kein Draufgänger und jemand, der Frauen in der U-Bahn mit dummen Sprüchen anmacht, kein Womanizer.

Es spricht nichts dagegen, mit jemandem auf der Straße, beim Kegeln oder in der Einkaufsschlange zu flirten - vorausgesetzt Sie halten sich an das **Gesetz der Signale**. Es beruht auf der einfachen Prämisse, dass sich Lebewesen, die sich zueinander hingezogen fühlen, durch körperliche Signale darauf hinweisen.[2]

Wenn Ihnen ein begehrenswerter Typ auf der Arbeit keine Beachtung schenkt, kann es durchaus daran liegen, dass er heimlich auf Sie steht, jedoch in einem Pick-Up-Guide gelesen hat, dass man Frauen nur erobern kann, wenn man ihnen erstmal die kalte Schulter zeigt. Viel wahrscheinlicher ist jedoch, dass Sie nicht sein Typ sind. Und wenn Ihnen die begehrenswerte Arbeitskollegin nie auf Instagram antwortet, dann mag es daran liegen, dass sie ebenfalls den Pick-Up-Guide gelesen hat. Viel wahrscheinlicher ist aber, dass sie einfach keinen Bock auf Ihre schlüpfrigen Kommentare hat.

[2] Männlichen Flusspferde entleeren während des Werbens ihren Darm. Gleichzeitig rotieren sie ihren Schwanz wie einen Propeller - mit dem hehren Ziel, die Exkremente möglichst weit in alle Richtungen zu schleudern.

SIGNALE

Positive Signale

Ihr Schwarm ...

- sucht den Blickkontakt mit Ihnen
- is(s)t gern in Ihrer Nähe
- teilt Ihren extravaganten Kleidungsstil und trägt Ihnen zuliebe ausschließlich Kleidung der Belle Époque

negative Signale

Ihr Schwarm ...

- hört Ihnen nicht zu und kramt bei jeder Gelegenheit das Handy hervor
- verlässt genervt den Raum, wenn Sie auftauchen
- starrt entsetzt auf Ihr Jar Jar Binks-T-Shirt, macht den vulkanischen Gruß und zieht kopfschüttelnd von dannen

VOR DEM DATE

VOR DEM DATE

Wozu überhaupt **Daten**? Nun, hier gibt es nach unserem Dafürhalten mindestens drei mögliche Antworten:

- Um einen Partner zu finden, mit dem man „Kitchen Impossible“ gucken kann
- Um einen Partner zu finden, mit dem man vögeln kann
- Um sich nach dem Date einmal mehr ins Bewusstsein zu rufen, wie schön es eigentlich als Single ist

Damit ein Date nicht in einer Katastrophe endet, sollten Sie sich zumindest rudimentär darauf vorbereiten.

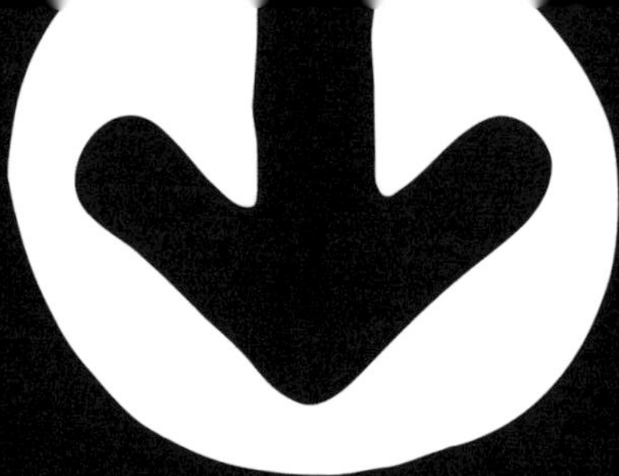

WO MAN EINEN PARTNER FINDET

Um der Welt des Datings beizutreten, müssen Sie erst einmal wissen, wo man potenzielle Partner überhaupt finden kann.[3] Als besonders investigative Autoren haben wir für Sie einige der besten Plätze ausfindig gemacht, die sich als passend erweisen sollten.

Hierbei handelt es sich selbstverständlich nur um vage Richtlinien, denn schließlich wissen wir nicht, wo Sie zur Brunft zugegen sind. Zumindest einer der Autoren lernte seinen jetzigen Partner beim Spargelstechen im schwedischen Malmö kennen.

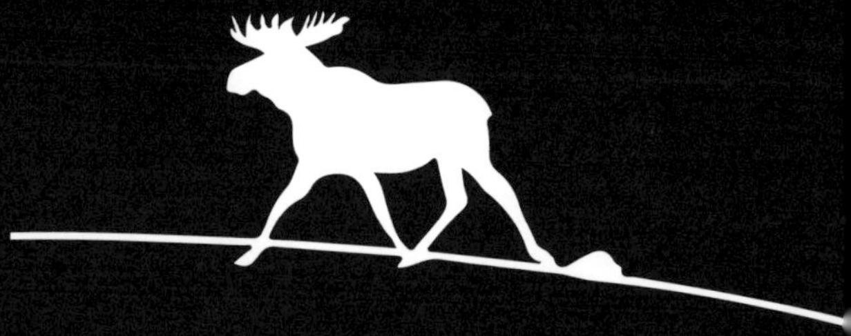

[3] Sofern Sie nicht aus Alabama, USA, stammen sollten, raten wir Ihnen tunlichst davon ab, potentielle Partner innerhalb der eigenen Familie zu suchen.

Spargel verbindet

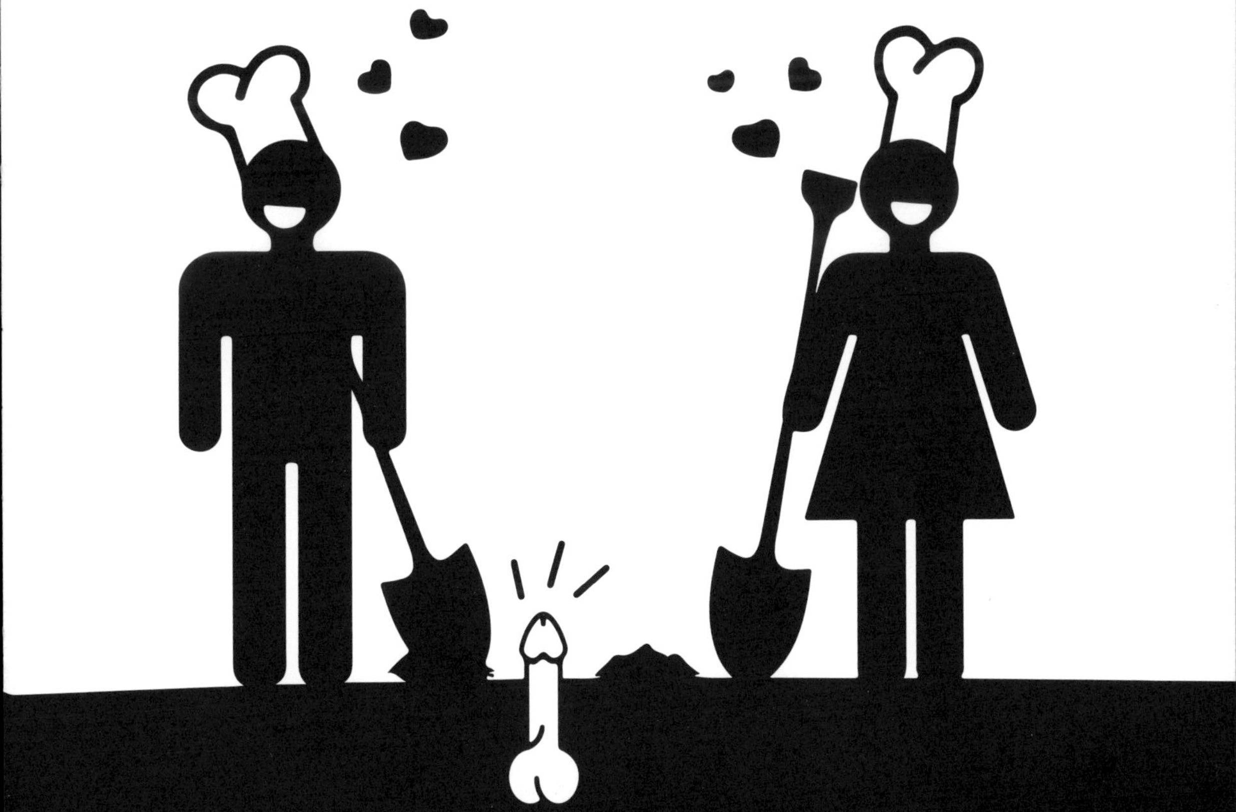

CLUBS, KNEIPEN, BARS

Dort, wo viel Leben und gute Stimmung herrscht, sind dem Kennenlernen und gegenseitigen Beschnuppern keine Grenzen gesetzt. Bekanntlich toben sich Menschen in Kneipen gerne aus und tendieren dazu, sich nach ein paar Cocktails auf die Suche nach einem passenden Bumskumpel zu machen.

Bars, Clubs und Kneipen gelten als Aufriss-Mekka, weil die dort herrschende Musik die oft als unangenehm empfundene Stille während des Annäherns übertönt. Außerdem kann man sich immer wieder auf die Toilette zurückziehen, um den Lippenstrich nachzuziehen, zu gucken, ob man keinen Popel am Nasenflügel hat und zu hinterfragen, ob das ganze Gesülze stimmen kann, was man sich die letzte halbe Stunde hat anhören müssen.

Für Unerfahrene oder ängstliche Naturen empfiehlt sich das „Restepicken", auch „Restfischen" genannt. Stellen Sie sich ab Mitternacht einfach mit einem Getränk in die Ecke und warten ab, bis sich die schönen Menschen mit ihren ordinär symmetrischen Gesichtern verzogen haben.

Die Verbliebenen werden jetzt hektisch und setzen alles daran, doch noch einen passenden Bettgenossen zu finden. Bleiben Sie ruhig. Allein dadurch potenziert sich Ihre Chance erheblich. In der Regel ist das Bankett immer noch reichlich gedeckt. Klar, die hübschen Torten sind jetzt weg, aber manch herzhafter Kuchen thront noch auf der Tafel.[4]

[4] Wenn das Restepicken vorbei ist, beginnt der Leichenschmaus. Wir ersparen Ihnen hier jedwede weitere literarische Ausschmückung. Nur so viel. Nehmen Sie nicht daran teil.

EXKURS: DIE GRETCHENFRAGE – SAUFEN ODER NICHT SAUFEN?

Alkohol kann Hemmungen abbauen, was positive wie auch negative Begleiterscheinungen nach sich ziehen kann. Da gibt es die eine Fraktion, die unter keinen Umständen beim Date beschwipst sein will, um die Contenance zu bewahren. Dem Gegenüber stehen jedoch auch unzählige **Dater**, die sich beim Kennenlernen hemmungslos die Kante geben, sofort ins Bett hüpfen, und heute glücklich mit drei Kindern zusammenleben.[5]

Es gibt hier keine definitive Richtlinie. Um unserem didaktischen Bestreben nachzukommen, formulieren wir es mal so: Achten Sie darauf, dass Sie es während der Verabredungen schaffen, noch aufrecht auf zwei Beinen zu gehen, dem Gespräch des Gegenübers zu folgen und keine **Grunzlaute**[6] von sich zu geben.

[5] Zum Glück sind unsere Autoren nicht parteiisch - Anm. der Herausgeber

[6] Beim hoffentlich darauffolgenden Sex sind Grunzlaute aber ausdrücklich erwünscht.

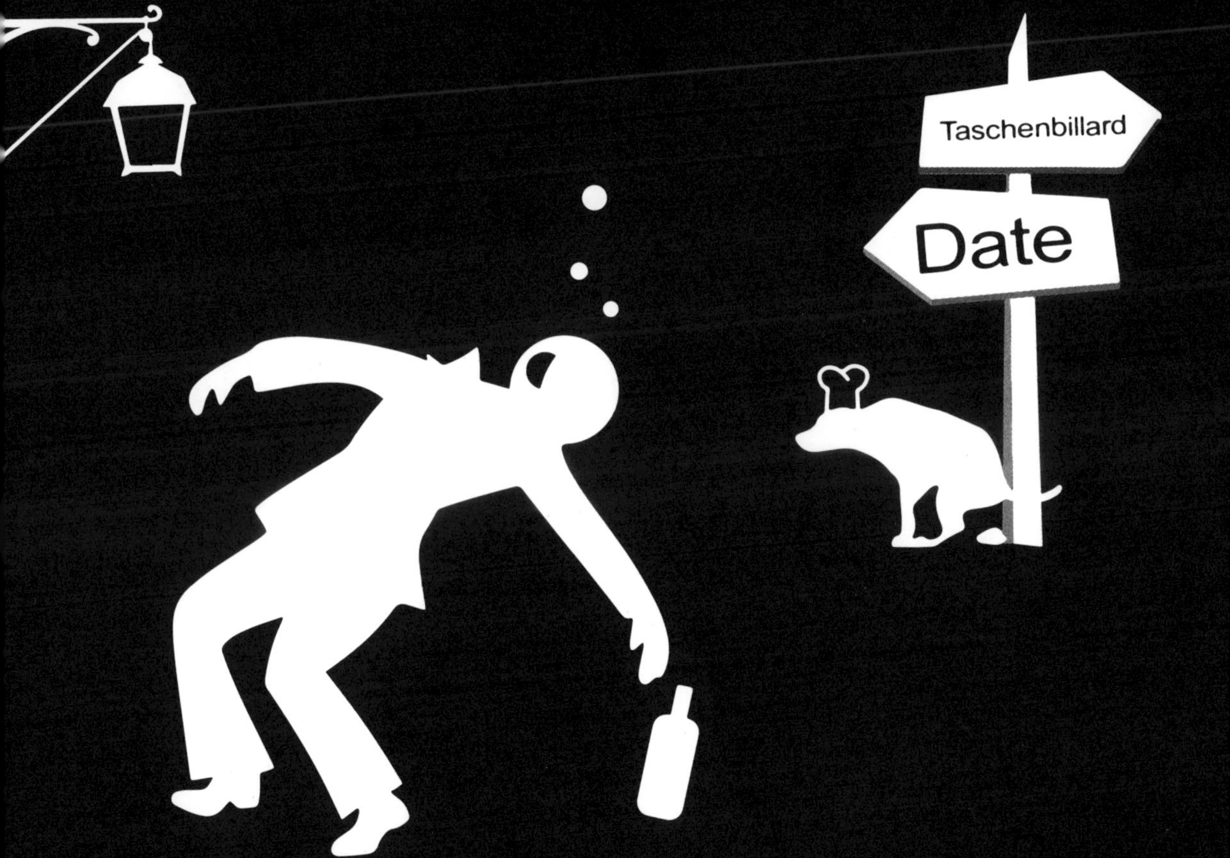

Setzen Sie Prioritäten

AUF DER STRAßE

Die Straße als Annäherungsort hat sich vor allem durch die Pick-Up-Artist-Szene etabliert. Darin werden **Challenges** beschrieben, die das Ziel haben, möglichst viele Personen in möglichst kurzer Zeit und in möglichst unangenehmen Situationen anzusprechen. Ein »Korb« ist dabei als natürliche Kür aufzufassen, denn schließlich heißt das Credo: »Kühnes Beginnen ist halbes Gewinnen!« Für **Aufreißer** zählt nicht das Resultat, sondern allein der Mut, aus seiner Komfortzone herauszutreten und seinen »Mann zu stehen«. Dies hat dazu geführt, dass (meist) Frauen in der U-Bahn plötzlich von Hinz und Kunz angegraben werden, die eben mal auf dem Nachhauseweg ihr »Mindset« austesten wollen.

AUF DER STRAßE

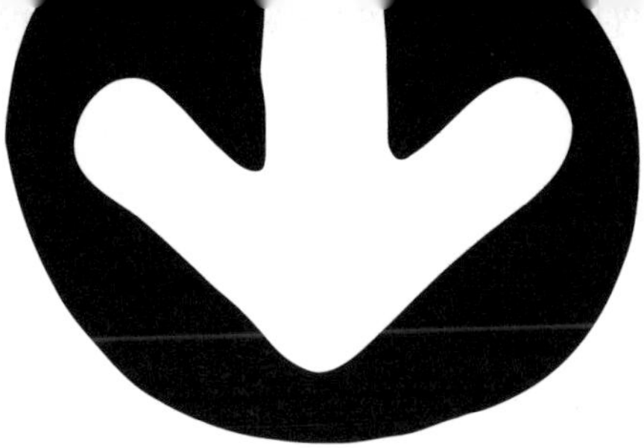

In Internetforen oder geschlossenen Facebookgruppen tauschen sich Pick-Up-Anhänger gern ausgiebig über Ihre Erfahrungen aus, was dann ungefähr so hirnrissig klingt:

„Dir ist schon klar, dass, wenn Du eine HB8 oder 9 als Set hattest und dann anfängst, HB5 oder 6 zu öffnen und die das als Approach wahrnimmt, Du Dir das Set mit dem heißeren Mädel verbrennst? Warum sollte sich eine HB8 mit nem Typen abgehen, der in der Liga HB5 rum stochert. Das senkt doch ihren Value und ist eher ein Signal, dass sie den Typen falsch eingeschätzt hat.“

TIPP:

Leserinnen und Leser dieses Buches sprechen bitte keine fremden Personen an - vor allem nicht an geschmacklosen Orten[7]. Denken Sie immer an das **Gesetz der Signale**. Erst wenn Ihnen Ihr Gegenüber signalisiert, dass es interessiert ist, sollten Sie proaktiv werden.

[7] Wer jemanden nachts alleine in der Tiefgarage anspricht, bekommt weder Telefonnummer noch Korb, sondern riskiert eine einstweilige Verfügung.

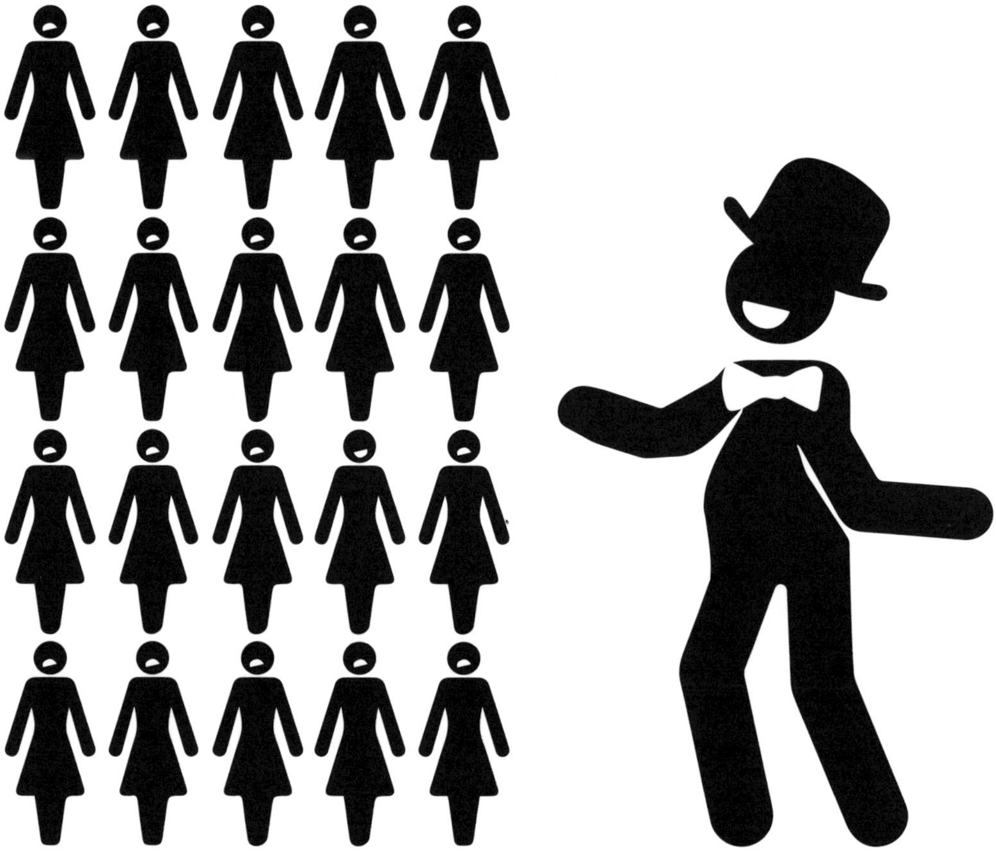

Mathematik ist die Sprache der Natur

REINE MATHEMATIK

Der österreichische Kabarettist Rudolf R. sagte einmal, bei seiner Eroberungstaktik vertraue er ganz und gar den mathematischen Gesetzmäßigkeiten. Auf der Suche nach einer Bettgespielin frage er einfach aufs geradewohl zwanzig Frauen. Die Wahrscheinlichkeit, dass zumindest eine Interesse zeigt, sei dabei ziemlich hoch.

AUF
ADER
AR
BE
IT

AUF DER ARBEIT

Erstaunlich viele Paare lernen sich durch Ihre Arbeit kennen und lieben - sei es, weil man im selben Büro arbeitet. Sei es, weil man vom Chef gezwungen wird, unbezahlte Überstunden zu schieben und plötzlich beim nächtlichen Imbiss feststellt, dass man auf dieselbe Beilage abfährt.[8]

TIPP:

Vermeiden Sie tunlichst bei Betriebsausflügen und Weihnachtsfeiern über die Stränge zu schlagen und im betrunkenen Zustand Kollegen anzugraben. Befolgen Sie die alte Regel, wonach Sie zu den Letzten gehören, die zur Feier kommen, und zu den Ersten, die abhauen.[9]

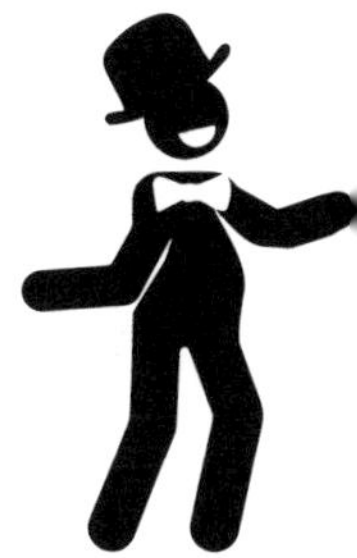

[8] Etwa frisch gestochener Spargel!

[9] Diese Regel gilt erst ab einem Alter von 33 Jahren - zuvor dürfen Sie nach Lust und Laune herumhuren und sich zum Affen machen. Man wird Ihr Verhalten nonchalant ihrem jugendlichen Eifer zusprechen.

TANZCAFÉS

Etwas in Vergessenheit geraten sind sogenannte **Tanzcafés**, die es früher an nahezu jeder Straßenecke gab, um vorwiegend ältere Semester (heute: Best Ager) zu verkuppeln. Bei Schlagermusik und Evergreens zuckte dort manch eingerosteter Körper plötzlich wieder voller Leben und nach drei Gläschen Aperol-Spritz konnte man sämtliche Gassenhauer wieder inbrünstig mitsingen.

Auch wenn Tanzcafés immer mehr verschwinden, hier ein Fakt: Wenn Sie tanzen können[10], haben Sie bereits alle Voraussetzungen, die es braucht, um sexuell anziehend zu wirken. Daher möchten wir Ihnen einen Kurs in Tango, Salsa, Samba, Bauchtanz oder **Las Ketchup** nahelegen.

Tanzmuffel sollten zumindest den Ententanz einstudieren. Die Wagemutigen unter Ihnen können sich aber auch im Wiener Walzer bei der Tanzschule **Thomas Schäfer-Elmayer** versuchen. Dabei lernen Sie nicht nur tanzen, sondern erleben den Alptraum des Wiener Bürgertums aus erster Hand.

[10] Österreichische Beamte sind hier klar im Vorteil.

TANZ
TANZ
TANZ
CAFÉS

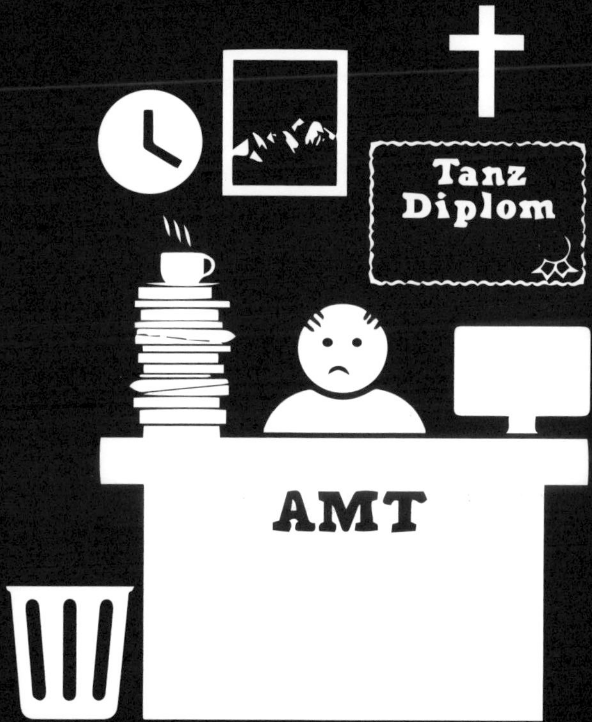

Um in Österreich als Beamter zu arbeiten,
braucht es naturgemäß nur die Beamtenmatura.[11]

[11] Die bekanntlich aus vier Jahren Grund- und einem Jahr Tanzschule besteht.

KURIOSES

KURIOSES

Als der große Playboy **Hermes Swindoo** einmal nach dem Geheimnis seines Erfolgs bei Frauen gefragt wurde, antwortete er: „Geheimnis? Warum Geheimnis? Dort draußen laufen Milliarden Menschen herum, von denen mindestens die Hälfte genau in diesem Moment **Geil vor Lust** sind. Welches verdammte Geheimnis sollte es da geben?“

VERSUCHEN SIE ES

KONTAKTANZEIGEN

Zugegeben, eine etwas antiquierte Art der zwischenmenschlichen Kontaktaufnahme. Dennoch darf sie in diesem – um Vollständigkeit bemühten – Büchlein nicht fehlen.

Legionen von Menschen, die vor dem Internet geboren wurden, haben Ihre Partner in den mit Chiffren versehenen Episteln gefunden, die man in jeder ernst zu nehmenden Zeitschrift abgedruckt finden konnte.

Da suchten verwitwete Männer nach „noch" agilen Sternschnuppen, um gemeinsam Pferde zu stehlen und betagte Frauen wollten sich noch ein letztes Mal verlieben – „willst Du mein Kuschelbär sein?"

Es gibt immer noch eine Vielzahl an Zeitschriften am Kiosk, welche die Partnersuche allein in die Hände eines keck verfassten Dreizeilers legen. Versuchen Sie es! Werden Sie kreativ! Etwa wie jene mondäne Dame, die in den Neunzigerjahren ihr Gesuche mit den legendären Worten eröffnete: „Suche Mann mit Pferdeschwanz. Frisur egal!"

SPEED-DATING

Vom Daten
auf Amphetaminen
raten wir schon aus
gesundheitlichen Gründen ab.

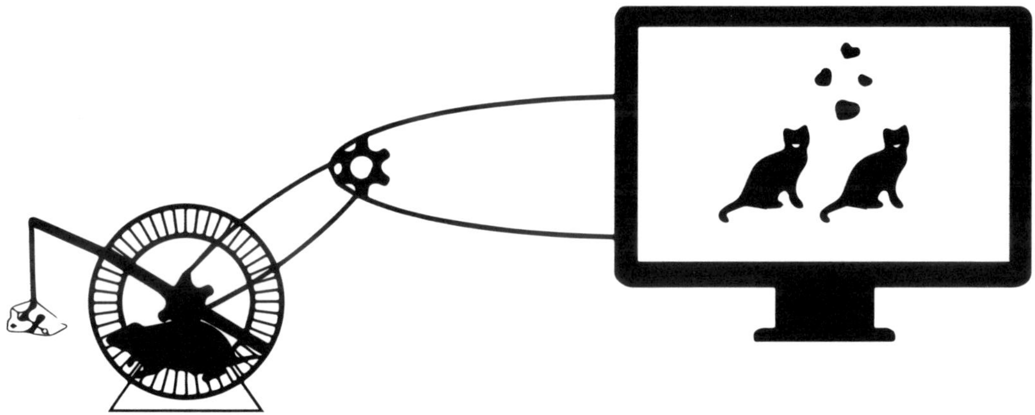

Extrablatt! Extrablatt!
Geheimer Dating-Algorithmus entschlüsselt

ONLINE-DATING

In einer Zeit, in der gerade junge Menschen nichts mehr hassen als Verbindlichkeiten, erleben Dating-Apps wie Tinder, Grindr, Bumble oder Lovoo ungeahnten Zuwachs.

Online-Dating findet - wie der Name vermuten lässt - im virtuellen Raum statt und kann durchaus als **Facebook with Benefits** gesehen werden. Die modernen Dating-Plattformen basieren auf hochkomplexen Algorithmen[12] und werten anhand der Eingaben aus, welche Personen am besten zueinanderpassen. Dabei können wir bequem vom Fernseher aus nach einem passenden Partner suchen. Wer Dating in der Online-Welt für sich in Anspruch nehmen möchte, dem seien insbesondere drei Ratschläge ans Herz gelegt.

[12] Da uns für unsere Leserinnen und Leser keine Arbeit zu viel ist, haben wir in monatelanger Recherche einen der geheimen Algorithmen entschlüsseln können: „Person 1“ guckt gerne Katzenvideos. „Person 2“ hat Katzen als Haustiere. Match!

E-DATING

1. Laden Sie ein professionelles und passendes Foto von sich hoch. Ihr Gesicht darf dabei durchaus zu sehen sein.

2. Suchen Sie sich eine seriöse Website für Ihr virtuelles Brunftgebaren und fallen Sie nicht auf jene Fake-Dating-Seiten herein, die Ihnen allein das Geld aus der Tasche ziehen wollen. Sie erkennen sie an de Rechtschreibfehlern, den auffallend, vielen hübschen Profilen und dem im Impressum verzeichneten Firmensitz im sonnigen **Briefkasten.**

3. Ein vollständiges und interessantes Profil erhöht die Erfolgschancen erheblich. Zeigen Sie sich von Ihrer spannenden Seite. Es schadet nicht, ungewöhnliche Informationen von sich preiszugeben.[13]

[13] Sollten Sie weder gutaussehend, noch interessant sein, dann raten wir Ihnen zu einem Tutorial über die Möglichkeiten von Photoshop. Oder greifen Sie auf eine der ältesten und am meisten verbreitete Methode beim Online-Dating zurück: Lügen Sie dreist!

AUSSEHEN IST ZWEITRANGIG

Andernfalls wäre es kaum zu erklären, wie zum Henker ein Nasenaffe tatsächlich je einen Partner findet.[14]

Wenn Sie Jason Momoa oder Gal Gadot sind, werden Sie ebenfalls nie Probleme haben, jemanden für ein Schäferstündchen zu finden. Warum? Na, weil die beiden verdammte Superhelden sind und noch vor dem Frühstück zweimal die Welt retten!

Filme, die das Thema „Anmachen“ auf durchaus amüsante Weise thematisieren, sind etwa **Hitch - Der Date Doktor, 10 Dinge, die ich an dir hasse** und natürlich **Taxi Driver**, in dem der junge Robert de Niro seine Angebetete Betsy zum Date kurzerhand ins Pornokino mitnimmt.

[14] Wenn Sie nicht wissen, wie ein Nasenaffe aussieht, googeln Sie das drollige Tier umgehend.

AUSSEHEN
IST
ZWEIT
RANGIG

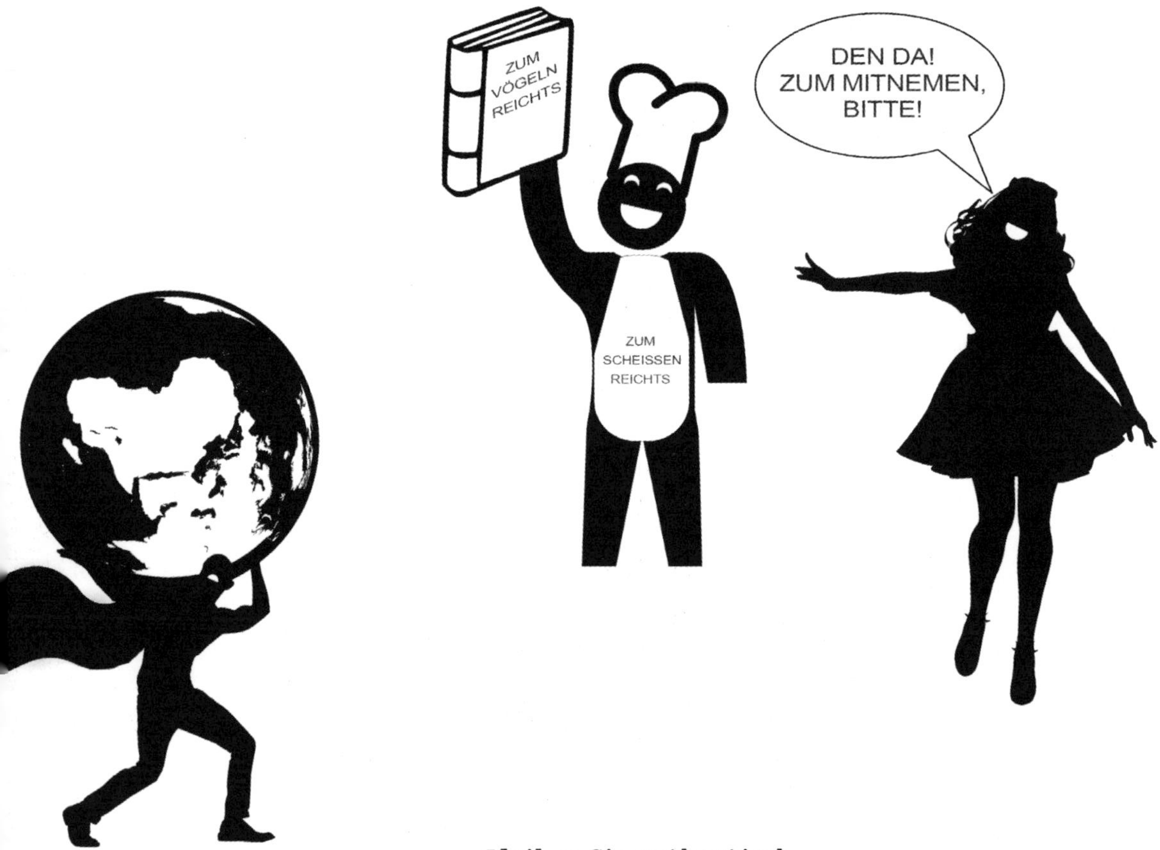
ZUM VÖGELN REICHTS
ZUM SCHEISSEN REICHTS
DEN DA! ZUM MITNEMEN, BITTE!

Bleiben Sie authentisch

EXKURS: AUTHENTIZITÄT

Widerstehen Sie dem Drang, sich mit Muskelshirt beim Training abzulichten oder spontan[15] mit **Duckface** in die Kamera zu grinsen. Wenn Sie eine gemütliche **Couchpotato** sind, ist es kontraproduktiv, sich in Photoshop zu einem durchtrainierten Muskelberg hochzuzüchten und ein Mauerblümchen, das sich im Chat als dauergeile Dreilochstute ausgibt, wird dies beim ersten Date mit „Großschwanzträger23x6“ eventuell bereuen.

Denken Sie immer daran: Vielleicht sucht der Partner Ihrer Träume genau das, was Sie repräsentieren. Bleiben Sie also authentisch.

[15] Heute heißt spontan, dass Sie drei Stunden damit verbringen, 500 Selfies zu machen, 2,5 Stunden damit 499 wieder zu löschen, dass eine passende Foto 30 Minuten lang zu bearbeiten und es anschließend mit Zwinkersmiley und „heute mal spontan“ auf der Dating-Site zu posten.

ONLINE-DATING LINGO

Als beständiger Teil unserer Gesellschaft hat sich unter den Dating-App-Profis eine eigene Terminologie mit Insider-Begriffen entwickelt. Um Sie im Dschungel der kryptischen Ausdrücke nicht alleine zu lassen, haben wir Ihnen die wichtigsten Begriffe zusammengefasst:

ONS	➡	One-Night-Stand
TNS	➡	Two-Night-Stand
AB	➡	Absoluter Beginner
FWB	➡	Friends with Benefits
FB	➡	F**k Buddy
SFB	➡	Searching for F**k Buddy
DTF	➡	(Down To F**k) bereit für Gelegenheitssex
ASL	➡	Age, Sex, Location

ONLINE-DATING LINGO

LZB	➡	Langzeitbeziehung
Lord	➡	ein dominanter Mann
KiWu	➡	Kinderwunsch[16]
MBA	➡	Master of Business Administration[17]
TGT	➡	Treffen gegen Taschengeld
IPN	➡	I'm Posting Naked
420	➡	Ich kiffe/Bock zu kiffen[18]

[16] Wir raten sinnvollerweise davon ab, diesen Wunsch bereits vorweg bekannt zu geben.

[17] Alternativ auch **Married But Available.**

[18] Beim Chat mit einer Polizistin oder einer anderen Person der staatlichen Exekutive raten wir eindringlich von der Bekanntgabe dieser Information ab.

→ BE KANNTE DATING AUS DRÜCKE

BEKANNTE DATING AUSDRÜCKE

Wer sich der verführerischen Welt des Datings nähert, muss sich auch mit ihrer Terminologie auseinandersetzen. Entsprechend kann es nicht schaden, einige geläufige Ausdrücke kennenzulernen.[19]

➡ Netflix and Chill

Vermutlich haben Sie bereits von Netflix[20] gehört. Auch „chillen" könnte Ihnen geläufig sein; ein Begriff, den die Jugend gerne verwendet, wenn sie sich „entspannt". In Kombination sind die beiden Ausdrücke weit weniger unschuldig, als es auf den ersten Blick erscheint. Gemeint ist tatsächlich die Einladung zu einer (eventuell einmaligen) sexuellen Aktivität, bis hin zum Gelegenheitssex.

[19] Wäre doch verheerend, wenn Sie nach **„wanna smash?"** gefragt werden und anschließend Ihre Nintendo Switch auspacken.

[20] Der weltweit führende Streaming-Dienstleister, der den Film-Abspann aus dem kollektiven Gedächtnis gestrichen hat.

Wanna Smash?

Wenn Sie die vorige Fußnote aufmerksam gelesen haben, dann sollte Ihnen dieser Begriff bereits vertraut sein. Selbstverständlich handelt es sich dabei nicht um den Wunsch eine Runde des legendären Nintendo-Brawler zu daddeln, sondern um die direkte Aufforderung zum hemmungslosen Sex.[21]

Pillow Fighter

Damit ist nicht Ihr erotischer Tagtraum gemeint, in dem sich zwei leicht bekleidete Personen über das Bett wälzen und sich gegenseitig mit weichen Kissen „schlagen". Im modischer **Dating-Lingo** bedeutet Pilow Fighter, dass jemand auf der Suche nach einem Flotten Dreier ist. Worum es sich bei einem „Dreier" handelt, müssen wir Ihnen hoffentlich nicht weiter erklären.

[21] Sollte es sich wider Erwarten doch um den Wunsch handeln, eine Runde Super Smash Bros zu spielen, haben Sie vermutlich den Partner für's Leben gefunden.

BBW, BBC & BBB

Die Abkürzungen BBW (Big Beautiful Woman) und BBC[22] sollten Ihnen als aufgeklärte Person geläufig sein, doch nur wahre Dating-Experten wissen, was es mit dem ominösen BBB auf sich hat. Dieser Ausdruck wird häufig von gestylten Menschen mit ausgeprägtem Fitness-Fetisch verwendet, um dem Gegenüber klarzumachen, dass man „keine BBB“ sucht, also keine Bärtigen Brillenträger mit Bauch.

Flaking, Ghosting & Orbiting

Auf den ersten Blick erinnern diese Ausdrücke an Befehle aus dem **Counter Strike** Team-Chat. Doch letztlich handelt es sich auch hierbei um gängiges Dating-Vokabular. Unter **Flaking** versteht man ein Date, dass kurzfristig absagt oder sich einfach nicht mehr bei Ihnen meldet, obwohl ein Treffen vereinbart war. **Ghosting** bezeichnet ein Phänomen, bei dem das Date plötzlich und ohne Erklärung komplett aus dem Leben verschwindet. **Orbiting** nennt man ein verschwundenes Date, dass zwar nicht mehr auf Direktnachrichten reagiert, dafür aber weiterhin Ihre Social Media Profile abklappert.

[22] Wenn Sie tatsächlich an British Broadcasting Corporation (kurz BBC) denken, legen Sie jetzt dieses Buch beiseite und erweitern Sie ihr Wissen auf einschlägigen Internetseiten.

[23] Sollten Ihnen eines dieser Phänomene mehrmals passiert sein, dann schauen Sie jetzt in den Spiegel und vergewissern Sie sich, dass Sie kein Nasenaffe sind.

„Ich bin so ein guter Liebhaber,
weil ich viel alleine übe.“

Woody Allen

YWFHTL

Wenn Sie wissen wollen was **Ywfhtl** bedeutet, dann begeben Sie sich einmal am Sonntagmorgen in den Berliner Club **Berghain** und fragen Sie nach einem der Darkrooms.[24]

[24] … und um Himmels Willen: Nehmen Sie Kondome mit!

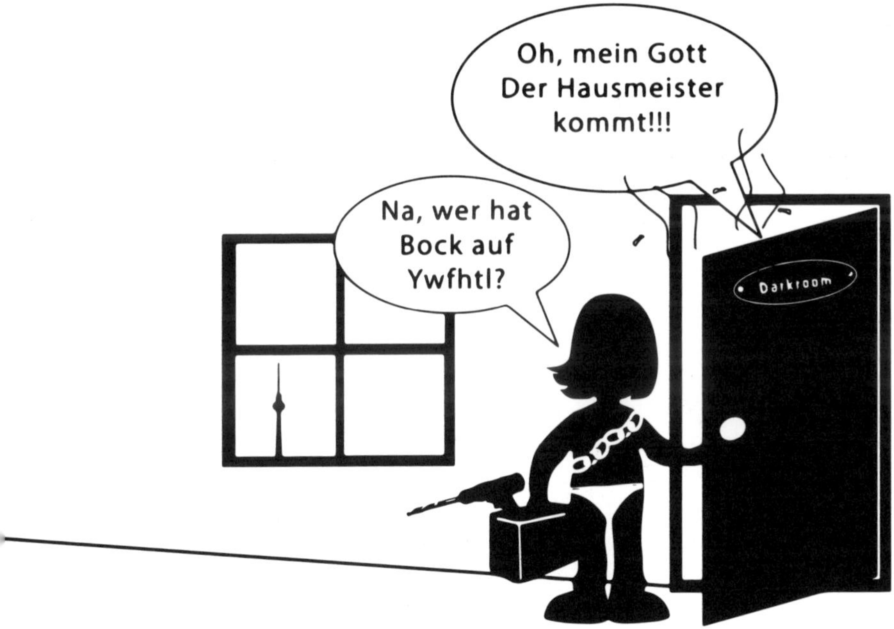
Oh, mein Gott Der Hausmeister kommt!!!
Na, wer hat Bock auf Ywfhtl?
Darkroom

Vergessen Sie nicht, Ihre Hemmungen abzulegen

DAS DATE

Sie haben es also tatsächlich geschafft, aufgrund dieser Lektüre ein Date zu ergattern. Herzlichen Glückwunsch! Davon war beim besten Willen nicht auszugehen! Um sich auf Ihr Date optimal vorzubereiten und Ihre Chancen zu erhöhen, sollten Sie eine Reihe von Vorkehrungen treffen.

VORBEREITUNG

Wir fokussieren uns hierbei auf die drei wichtigsten Punkte: Gesprächsthemen, Manieren und Körperhygiene.

Doch bevor wir uns ausführlich mit den essenziellen Punkten des Datings beschäftigen, möchten wir Ihnen nahelegen, sich am besten den Namen der Person einzuprägen, mit der Sie auf ein Date gehen. Ein beginnendes Date kann durch ein **„Hallo Anita, ich bin Clemens“**, gefolgt von einem **„Wer zum Teufel ist Anita? Ich heiße Karl!“** abrupt beendet werden.

GESPRÄCHSTHEMEN

Stille wirkt beim ersten Date nicht nur unangenehm, sondern kann eine Verabredung von vornherein zum Scheitern verurteilen. Als wortkarger Eigenbrötler (Individuum!) mögen Sie sich gut zum gemeinsamen Lachsfischen eignen - bei einem Date stehen Sie aber auf verlorenem Posten.

Legen Sie sich also ein paar Themen zurecht. Filme, Musik, aktueller Klatsch und Tratsch - als Einstieg in ein Gespräch kann es Wunder wirken, wenn Sie Nicolas Cages filmisches Œuvre in alphabetischer Reihenfolge runterbeten können. Erfahrene „Dater" versuchen schon im Vorhinein, ein wenig über die Interessen ihrer Begleitung herauszufinden. Werfen Sie also ruhig einen Blick in den Instagram-Feed des Dates oder googeln Sie den Namen. Nicht nur auf Schularbeiten, Vorstellungsgespräche oder Langhaarfrisuren von Nicolas Cage sollte man gut vorbereitet sein.

Widerstehen Sie dem Drang, Ihrem zukünftigen Partner Ihre politischen Ansichten aufzuschwatzen oder über Ihre gescheiterten Ex-Beziehungen zu lamentieren. In der Regel will Ihr Gegenüber eine gute Zeit haben und interessiert sich nur bedingt für die Abgründe ihres Seelenlebens.

Sollte es der Zufall so wollen, dass sich beim Date zwei Nerds begegnen, ist es egal, worüber sie reden. Es wird definitiv zum sexuellen Kontakt kommen.

MANIEREN

Gute Manieren müssen gelernt sein. Wer beim ersten romantischen Mondschein-Dinner das Essen in sich hineinstopft, als wäre er direkt einem **Bud Spencer/Terrence Hill Film** entsprungen, darf sich nicht wundern, später alleine im Bett zu liegen.

Wir legen Ihnen also die traditionelle Schule nahe:

- Essen Sie mit dem Besteck
- Rülpsen und furzen Sie nicht
- Seien Sie pünktlich
- KEIN Handy während des Gesprächs
- Was Fashion & Garderobe angeht besinnen Sie sich der legendären Worte Karl Lagerfelds:

„Wer Jogginghosen trägt,
hat die Kontrolle über sein Leben verloren."

KÖRPERHYGIENE

Dieser Punkt sollte nicht nur für ein Date, sondern für Ihr ganzes Leben von Relevanz sein: „Wer stinkt, fliegt raus!"

Mittlerweile ist sich die Wissenschaft einig, dass es nicht die Augen sind, die uns bei der Partnerwahl am stärksten beeinflussen, sondern unsere Nase. In der Wohnung der begehrten Person angekommen, können Käsefüße oder schlechter Atem ein absoluter **Dealbreaker** sein.[25]

Also putzen Sie sich die Zähne, waschen Sie Ihre Haare[26], suchen Sie in Ihrem maroden Studentenschrank nach sauberen Klamotten und vergessen Sie nicht, den Dreck unter Ihren Fingernägeln zu entfernen. Ihre Verabredung wird es Ihnen danken.

[25] Um der Wahrheit willen muss jedoch erwähnt werden, dass auch dies von einzelnen Individuen abhängt. Fetische darf es bekanntlich geben.

[26] Glatzenträger sind hier klar im Vorteil.

Liebe geht durch die Nase

WIE MAN SICH BEI EINEM DATE VERHÄLT

Sie müssen nicht James Bond, Meg Ryan oder Nicolas Cage sein, um das ideale Verhalten bei einer Verabredung an den Tag zu legen. In der Regel sollte es ausreichen, wenn Sie Ihre beste Seite präsentieren.

Zeigen Sie Selbstvertrauen und sprechen Sie über Dinge, für die Sie tatsächlich schwärmen. Solange es sich um eine Leidenschaft handelt und Ihr Gegenüber Interesse zeigt, sind quasi alle Themen erlaubt.

In „Harry und Sally" spielt Meg Ryan dem völlig überraschten Billy Crystal in einem Restaurant einen Orgasmus vor - um ihm zu demonstrieren, wie leicht Männer zu täuschen sind. Sie sehen: auch vermeintliche Tabuthemen sind erlaubt.

ZEIGEN SIE SELBST VER TRAUEN

LOKALITÄT FÜR EIN DATE

Vergessen Sie alles, was Sie aus Filmen gelernt haben. Das erste Date im gemütlichen Bistro abzuhalten und sich beim lockeren Gespräch näher kennenzulernen, mag in Hollywood romantisch sein. In der Realität werden Sie die meiste Zeit damit verbringen, sich nach jedem Wort die Essensreste aus den Zahnzwischenräumen zu pulen. Auch das Kino eignet sich aufgrund seiner eingeschränkten Kommunikationsmöglichkeiten nur semi-optimal fürs erste Beschnuppern.

Es gibt wunderbar romantische, lustige und interessante Alternativen fürs erste Date! Um Ihre Kreativität ein wenig anzuregen, haben wir Ihnen ein paar kuriose Lokalitäten zusammengetragen.

UNSER TIPP:

Verbinden Sie die Kennenlernphase mit einer Aktivität. Das kann das Eis schnell brechen und schafft gemeinsame Erinnerungen.

- Durch einen Streichelzoo flanieren
- Einen Hund im Tierheim ausleihen und Gassi gehen
- Minigolf spielen[27]
- Ein Erotikmuseum besuchen
- Einen Mittelaltermarkt aufsuchen und einen Schwertkampf austragen
- An einer Weinverkostung teilnehmen
- Gemeinsam einen Sex-Shop besuchen und dabei das Lieblings-Spielzeug benennen (um spätere Missverständnisse zu vermeiden)
- Gemeinsames Spargelstechen
- Einen Kostümshop aufsuchen
- Über einen Flohmarkt flanieren
- Plätzchen backen

Ihrer Kreativität sind keine Grenzen gesetzt!

[27] Dabei handelt es sich nicht um Taschenbillard!

WAS SIE TUNLICHST VERMEIDEN SOLLTEN

Sehen Sie davon ab, in einer sich anbahnende Liaison irgendetwas hineinzuinterpretieren. Glauben Sie uns: Mit einer an Sicherheit grenzenden Wahrscheinlichkeit spielt Ihnen Ihr Gehirn einen Streich.

Ergötzen Sie sich nicht am Kaffeesudlesen! Gedanken wie: „Was hatte jener Blick nur zu sagen?“, oder „Warum bekomme ich keine Antwort auf meine Nachricht?“ stehen Ihnen ausnahmslos im Wege. Hüten Sie sich davor, alles zu hinterfragen und zu interpretieren.

Nehmen Sie sich ein Beispiel an den Bonobos, die im Tierreich für ein besonders harmonisches Miteinander bekannt sind. Warum? Schon die kleinsten Konflikte werden von den schrulligen Primaten durch sofortigen Sex gelöst. Entsprechend empfehlen wir Ihnen weniger Ihrem Kopf, als vielmehr Ihren Instinkten zu vertrauen: weniger denken, mehr vögeln.

Eat Pray Love im Tierreich

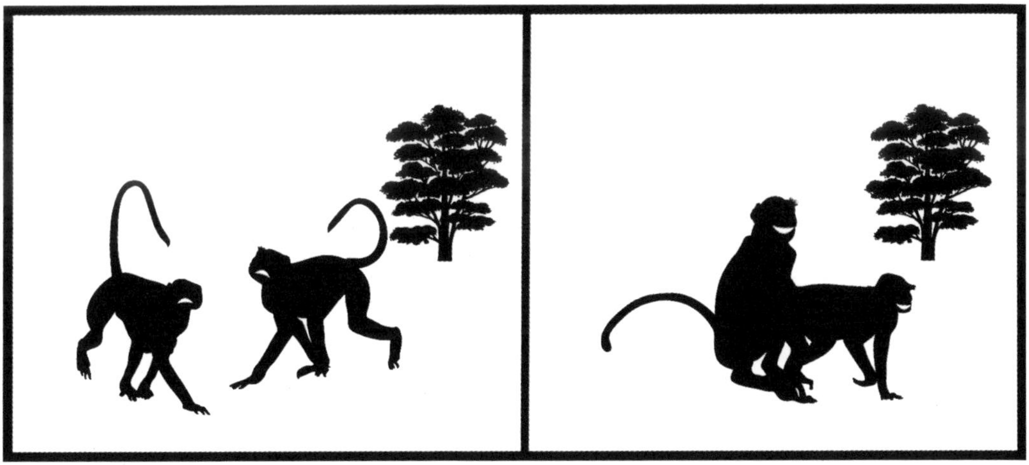

DAS DATE

EXKURS

EXKURS: BERLINER DATE

Beim Berliner Date handelt es sich um eine bevorzugt von hippen Großstädtern angewandte Methode, um den wahren Charakter seiner Verabredungen kennenzulernen. Bei einer Zechtour über drei **Spätis**[28] lässt sich schnell einschätzen, wie Ihr Date im Rudel agiert und ob Sie ihn später auch Freunden und Eltern vorstellen sollen.

[28] Die beliebten Berliner Kioske gelten als beliebte Treffpunkte für nahezu alle Menschentypen. Spätis haben rund um die Uhr geöffnet und bieten gekühlten Alkohol. Ein weiterer Vorteil: Sollte sich Ihr Date als Rohrkrepierer erweisen, können Sie sich beim Gespräch mit Anwälten, Obdachlosen, Strichern, Prostituierten, Schauspielern und Musikern bestens ablenken und über die Ungerechtigkeit der Welt klagen.

TIPPS & TRICKS

Dating ist komplex und steckt voller Überraschungen. Von Zuspätkommen, über peinliche Begrüßungen, bis hin zu unangenehmer Stille gibt es viele Fettnäpfchen, in die man treten kann. Hier einige Tipps & Tricks:

- Wenn sich das Date verspätet: ruhig bleiben und anderweitig beschäftigen. Haben Sie deshalb immer ein Spiel wie „Moorhuhn“ oder „Angry Birds“ auf Ihrem Smartphone installiert, bei dem Sie sich in gleichen Maßen vergnügen wie abreagieren können.

- Wenn Sie den richtigen Namen[29] Ihres Dates vergessen: fragen Sie ehrlich nach und erkundigen Sie sich anschließend, was sich die Eltern nur bei der Namensgebung gedacht haben.

[29] Vermeiden Sie es, Ihr Date beim gemeinsamen Cocktailtrinken mit dem Nicknamen aus dem Internet anzusprechen. Das mag bei „Herrengedeck31“ oder „SüßeFee“ noch harmlos sein, wird aber spätestens bei „Dicke Wurzel“ oder „Rosettenlurch“ für verwirrte Blicke seitens der Barkeeper sorgen.

- Sollte sich ein Online-Date im realen Leben als Stalker, psychopathisch veranlagt oder Fan von Adam Sandler-Filmen herausstellen, greifen Sie ohne zu zögern auf die modernen Möglichkeiten zurück, die sich Ihnen jederzeit bieten. Suchen Sie das Weite und löschen Sie den Kontakt aus Ihrem Smartphone.

- Wenn sich die „HeißeStute32“ aus dem Chat beim ersten Treffen als Cross-Dresser/-in entpuppt, freuen Sie sich über Ihre Chance, Ihrem Sexualleben einen neuen Kick zu geben.

- Wenn Sie das Date aus anderen Gründen vorzeitig beenden wollen, erzählen Sie die langweiligste Geschichte, die Ihnen einfällt: z.B. die von Ihrem Sexualleben.

„Ich bin schwul. Ich bin süchtig.
Ich bin ein Genie.“

Truman Capote

WERKZEUGE DES VERFÜHRERS

WERKZEUGE DES VERFÜHRERS

Bestimmt haben Sie direkt bis hierher vorgeblättert, um an die wahrhaft schmackhaften Informationen zu gelangen. Schämen Sie sich!

Bei den Werkzeugen des Verführers handelt es sich um eine elegante Bezeichnung für die Manipulationstechniken aus der **Pick-Up-Artist** Szene. Diese Techniken werden angewendet, um die **männliche** Chance zu erhöhen, bei einem **weiblichen** Geschöpf zu punkten bzw. es ins Bett zu manipulieren. Da wir derartiges Alphatiergehabe prinzipiell ablehnen, präsentieren wir Ihnen einen alternativen Weg - funktional für alle erwachsene Menschen in all ihren Facetten.

HUMOR

Humor ist - ähnlich wie Essen - ein schneller und direkter Weg ins Herz eines Menschen. Wobei gesagt werden muss, dass Humor nicht gleich Humor ist. Guter Humor ist immer situationsbedingt. Wenn Ihnen Ihr Date mitteilt, in der Freizeit ehrenamtlich in einer Auswilderungsstation für Wildkatzen zu arbeiten, dann ist es nicht ratsam, den Witz zu erzählen, in dem ein Korb kleiner Kätzchen Bekanntschaft mit einem Mähdrescher macht.

Humor kann nicht nur unangenehme[30] oder peinliche Situationen abfedern, sondern gilt ebenso als lustfördernd. Lachen aktiviert die Glückshormone und wirkt entspannend auf den ganzen Körper.

Neckender Humor ist dabei die Königsdisziplin der Verführung. Seien Sie durchaus übermütig, machen Sie eine ironische Bemerkung und nehmen Sie Ihr Date auf den Arm. Je spielerischer, desto besser. Nicht umsonst heißt es: **Was sich liebt, das neckt sich!**

[30] An alle Männer: Anstatt sich also das nächste Mal verzweifelt eine Viagra einzuwerfen, wenn es „unten rum“ nicht läuft, googeln Sie einfach den gemeinen Nasenaffen. Ein kleiner Lachflash kann wahre Wunder wirken.

LEKTION 1

WAS SICH LIEBT, DAS LECKT SICH

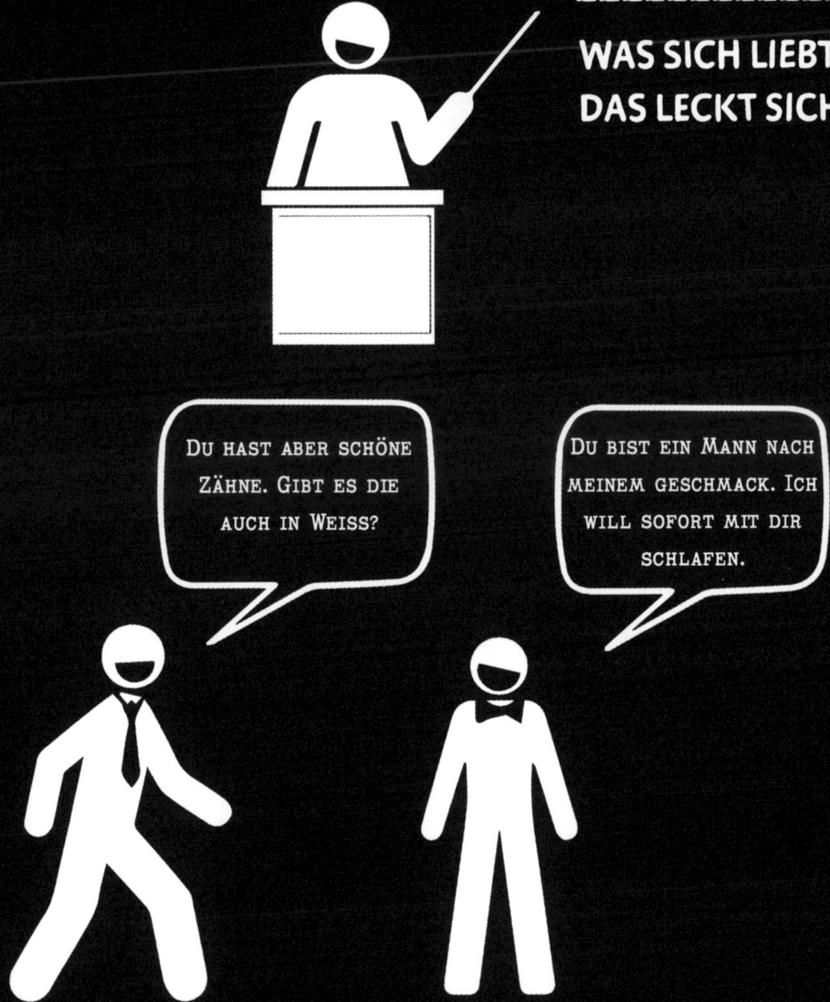
DU HAST ABER SCHÖNE ZÄHNE. GIBT ES DIE AUCH IN WEISS?
DU BIST EIN MANN NACH MEINEM GESCHMACK. ICH WILL SOFORT MIT DIR SCHLAFEN.

EXKURS

EXKURS: KOMPLIMENT UND UNDERSTATEMENT

Selbstverständlich können banale Köpfe auch auf Schmeicheleien zurückgreifen. Ein Kompliment zum richtigen Zeitpunkt kann wahre Wunder wirken, aber übertreiben Sie es nicht: Ihrem Date bei jeder Gelegenheit zu sagen, es sehe aus wie ein aus dem Himmel gefallener Engel, gehört definitiv in diese Kategorie und sorgt bei einer selbstbewussten Person allenfalls für Kopfschütteln. Komplimente sind wie das Salz in der Suppe und entfalten ihre Wirkung nur wohldosiert.

Lernen Sie auch die Wirkung des **Understatements** kennen – eines der wenigen Stilmittel, das Sie tatsächlich anziehend auf Mitmenschen macht. Beeindruckend in dieser subtilen Kunst sind beispielsweise Eva Green, James Bond und Bugs Bunny, die mit Ihrer stoischen Gelassenheit noch in den brenzligsten Situationen souverän und attraktiv wirken.

EXKURS

↓
KÖRPERKONTAKT

Damit soll keineswegs gemeint sein, sich beim ersten Date direkt auf den Schoß des Gegenübers zu setzen oder ihm unaufgefordert die Zunge in den Rachen zu schieben.

Pick-Up-Guides raten Ihnen einhellig, Ihre Verabredung immer wieder sanft zu berühren. An der Hand, an der Schulter und im späteren Verlauf ein wenig oberhalb der Hüfte. Eine zu frühe Berührung kann allerdings schnell zu erstaunten Blicken bis hin zur Ohrfeige führen - entsprechend raten wir davon ab.

Um sich näherzukommen, sind Berührungen aber tatsächlich unvermeidlich. Körperkontakt beeinflusst das allgemeine Sozialverhalten und wirkt sich positiv auf die Gesundheit aus. Aber behalten Sie das Gesetz der Signale im Kopf. Jemanden zu berühren, nur weil sich der gemeinsame Abend langsam dem Ende neigt, ist genauso sinnbefreit, wie jene Jar Jar Binks Ladenhüter-Actionfiguren zu kaufen, **weil halt nichts Anderes da ist.**

KONTAK

AUGENKONTAKT

Ein aufrichtiger Augenkontakt zeigt nicht nur Selbstbewusstsein - was bekanntlich beim Dating nicht schaden kann - sondern wirkt erotisch anziehend auf Ihr Gegenüber. Bleiben Sie entspannt, genießen Sie den Moment, wenn sich Ihre Blicke treffen, aber um Himmels willen starren Sie nicht.

Wenn Sie wissen möchten, wie man bei einer Verabredung **nicht** schauen sollte, lesen Sie ein paar Mangas oder arbeiten Sie sich in das Genre des Hentai-Films ein.

Wollen Sie hingegen den richtigen Blick lernen, kann ein Nachmittag mit den James-Bond-Filmen nicht schaden. Tendenziell können sie von 007 sowie den Bond Girls einiges über Erotik lernen - schließlich stehen diese nicht umsonst seit den 50er-Jahren des letzten Jahrhunderts für die Sexsymbole schlechthin.

↓

IGNORE & LIVE

Wer kennt das Gefühl nicht: Man hatte Kontakt mit einer begehrten Person, alles lief bestens, doch plötzlich **wie aus dem nichts** scheint die Person einfach aus dem Leben verschwunden zu sein.

Was man dagegen unternehmen kann? Das Verhalten ignorieren und einfach sein Leben weiterleben. Der potenzielle Partner soll immer nur das Zweitwichtigste der Welt sein. Ihr Leben ist wichtiger.

Also fokussieren Sie sich auf sich selbst, gehen Sie Ihren Hobbys nach, lesen Sie ein schlaues Buch oder recherchieren Sie im Internet die besten Nicolas Cage Haarschnitte - Ihrer Kreativität und Zeiteinteilung sind keine Grenzen gesetzt.[31]

Sofern erwünscht, kann nach vergangener Zeit abermals der Kontakt zur begehrten Person gesucht werden. Mehr als ein abermaliger Korb kann nicht passieren - Sie haben nichts zu verlieren.

[31] Alternativ können Sie sich auch mit nutzloser Literatur ablenken ... wir danken Ihnen vielmals für Ihre Unterstützung!

IGNORE & LIVE

↓
GESCHICHTEN ERZÄHLEN

Menschen lieben Geschichten. Als Kinder lauschen wir Märchen und denken uns Geschichten für unsere Stofftierchen aus. Als Teenager erzählen wir uns auf dem Schulhof Anekdoten von den Sommerferien, schmücken diese mit haarsträubenden Details aus und lassen beim Serienmarathon auf Netflix selbst hahnebüchendste Drehbuchideen als „Twists“ durchgehen.

Als Erwachsene erfinden wir Geschichten, um Seitensprünge zu vertuschen und bei der Beerdigung werden wir mit einem Schwank aus unserem Leben verabschiedet. Auch Politiker haben längst die Macht des **Storytellings** erkannt und beginnen ihre Reden oft mit einer Geschichte – wobei es durchaus vorkommt, dass es sich dabei weniger um die Wirklichkeit, denn um **alternative Fakten** handelt.[32]

Haben Sie immer mindestens eine Geschichte parat, von der Ihr Date mit einer an Sicherheit grenzenden Wahrscheinlichkeit noch nie gehört hat und werden Sie Experte auf mindestens einem exotischen Gebiet. Das Thema kann abwegig sein. Besuchen Sie eine Bibliothek und fragen Sie nach dem nischigsten Buch, lernen Sie den Wikipedia-Eintrag über moldawische Kochkunst auswendig oder werden Sie Experte für kommunistische Plattenbau-Architektur.

Gewiefte Naturen denken zweckmäßig. Eignen Sie sich ein umfangreiches Wissen in der tantrischen Liebeskunst der Sumerer an und verblüffen Sie damit Ihre Verabredung.

[32] Als Beispiel möchten wir Bill Clinton zitieren: „I did not have sexual relations with that woman, Miss Lewinsky.“ … „I thought the definition included any activity by me, where I was the actor and came in contact with those parts of the bodies“

„Dies wäre ein hervorragender
Zeitpunkt zum Lügen gewesen,
doch Aufrichtigkeit
ist eine schlimme Angewohnheit.“

Don Juan de Marco

↓

MIT WORTEN VERZAUBERN

Die richtigen Worte zur richtigen Zeit zu finden, erhöhen Ihre Chancen beim Umwerben um ein vielfaches. Im Film **Besser geht's nicht** ist es ein von Jack Nicholson gebrummtes „Du bringst mich dazu, ein besserer Mann sein zu wollen“, dass Helen Hunts Herz erweicht. In **Basic Instinkt** hingegen verdreht Sharon Stone Ermittler Michael Douglas den Kopf, indem sie ihn fragt, ob er schon einmal „auf Koks gef*ckt“ habe. Am einfachsten hat es natürlich Mr. Geschüttelt, nicht gerührt: Der britische Geheimagent braucht nur seinen Namen zu nennen und schon ... Schnitt ... zerknüllte Bettlaken.[33]

WORTE VERZAUBERN

[33] Ob das aus einem Pornofilm bekannte und längst zum Meme gewordene „Warum liegt hier Stroh?“ als Einladung zum Sex funktioniert, konnten wir bei unseren Recherchen nicht verifizieren.

Um Ihnen die Meisterdisziplin des verbalen Flirtens ein wenig näherzubringen, haben wir ein paar Negativ-Beispiele vorbereitet:

- Hallo, ich bin Olaf der Schneemann. Willst Du mal an meiner Möhre knabbern?
- Du bist nicht nur der Hammer - sondern der ganze Werkzeugkasten!
- Ich betreibe eine Textilreinigung. Darf ich Dir an die Wäsche gehen?
- Willst Du mit zu mir nach Hause kommen? Deine Haarfarbe passt gut zu meiner Bettwäsche!
- Hey, ich bin der Autor des Bestsellers Zum Scheißen reichts. Na, beeindruckt?
- Glaubst Du an Liebe auf den ersten Blick oder muss ich noch mal hereinkommen?
- Du siehst aus wie meine Alpträume - die bleiben auch nie länger als eine Nacht!

↓
KÜSSEN

Hierbei wollen wir nicht auf die Qualität eines Kusses eingehen, denn die bevorzugte Technik unterscheidet sich von Mensch zu Mensch erheblich. Vielmehr geht es um den richtigen Moment! Wer sein Wissen vorrangig Hollywoodfilmen verdankt, wartet brav bis zur Verabschiedung des Dates und setzt alles auf eine Karte. Profis hingegen sind frecher und überraschen das Date:

»Was war eigentlich das Verrückteste, das du je gemacht hast?«
Ihr Date denkt nach und antwortet, worauf Sie erwidern:
Tja, da bin ich wohl verrückter als du:
Kussversuch ... Vorhang ... Applaus

Primär gilt: bevor geküsst wird, muss Nähe aufgebaut werden! Es gilt auf die Signale zu achten. Zögern Sie den Kuss aber nicht so lange raus, wie Kristen Stewart und Robert Pattinson in der **Twilight-Saga.**[34]

[34] Apropos Twilight: Wenn Sie wissen möchten, wie man absolut alles vom Rendezvous bis zur Beziehung falsch macht, dann empfehlen wir Ihnen diesen Streifen. Ein Tipp: Machen Sie beim nächsten Date einfach genau das Gegenteil von Edward. Damit kommen Sie ziemlich weit.

SSKUSSKUSSKUSSKUSSKUKUSSKUSS

„Ich bin ausgemustert, dafür habe ich gesorgt,
indem ich im Fummel zur Musterung gegangen bin.
Danach musste ich zum Psychologen.
Der fragte: ‚Auf welche Toilette gehen Sie denn'?
Ich antwortete: ‚Da, wo am meisten los ist.'"

Olivia Jones

SSKUSSKUSSKUSSKUSSKUKUSSKUSS

PRÜDES HOLLYWOOD

Der sogenannte Hays Code (auch Production Code) war ein von 1934 bis 1967 geltender Kodex der amerikanischen Kinoindustrie, der sich unter anderem gegen die Darstellung von expliziter Gewalt, Sex (besonders Homosexualität) und Drogenmissbrauch in Filmen aussprach.

Findige Regisseure wie etwa Billy Wilder oder Alfred Hitchcock umgingen diese Richtlinien auf äußerst kreative Weise, in dem sie den Geschlechtsakt symbolisch darstellten: So sehen wir in Alfred Hitchcocks **Der unsichtbare Dritte** (1959) ein Liebespaar, das sich ins Bett legt, gefolgt von einem Bild, in dem ein Zug in einen Tunnel fährt.

Und in Billy Wilders **Manche mögen's heiß** hebt Hauptdarsteller Tony Curtis das Bein leicht an, während er Marilyn Monroe küsst - ein Schelm, wer an ein anderes sich „hebendes“ Körperteil denkt.

Wer aber glaubt, dies hätte sich heutzutage geändert, könnte falscher nicht liegen. Während es in Sachen Gewaltdarstellung im heutigen Hollywood keine Grenzen zu geben scheint, kann ein harmloser, nackter Busen die Nation immer noch in seinen Grundfesten erschüttern.

HOLLYWOOD

Alfred Hitchcocks Die Vögeln

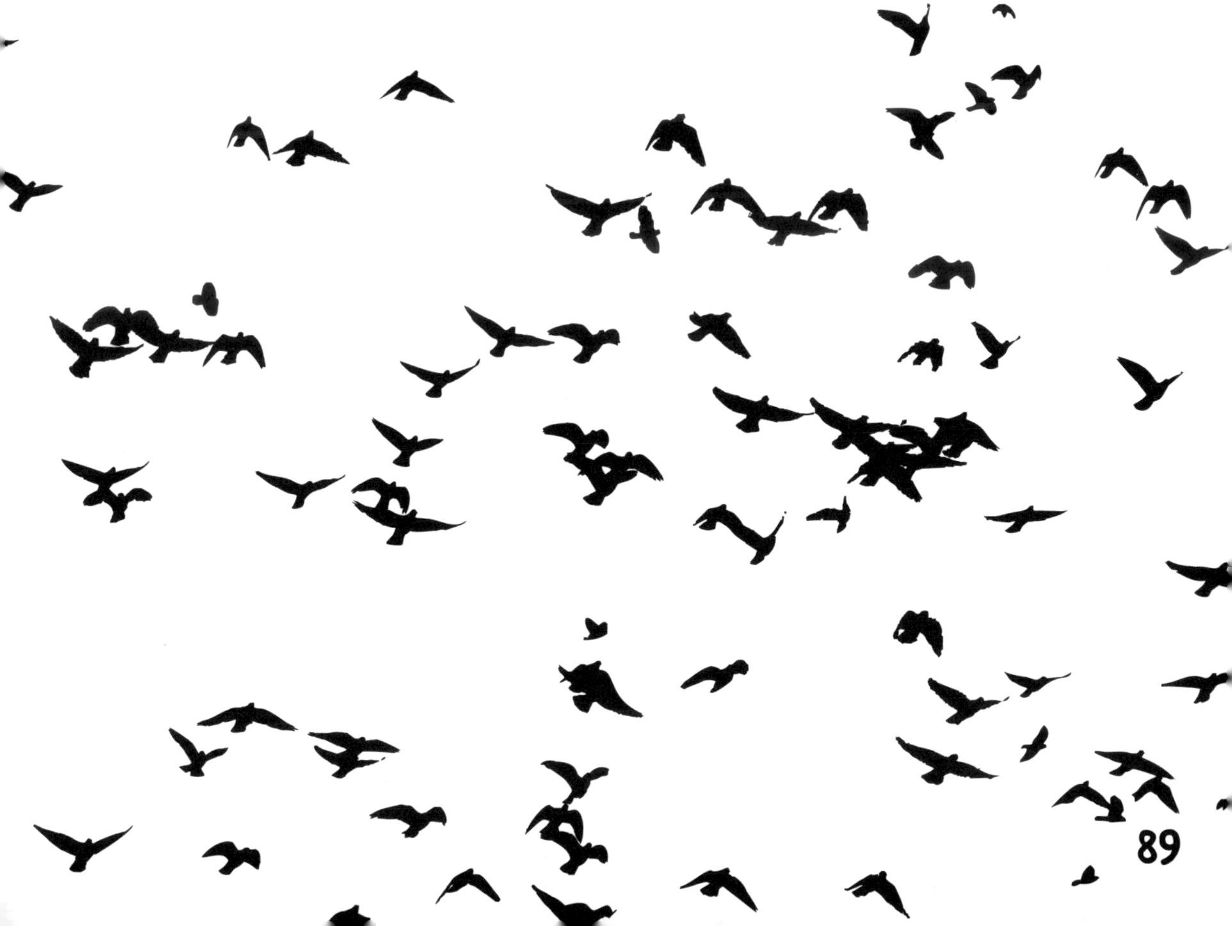

NACH DEM DATE

NACH DEM DATE

Ist Ihr Rendezvous positiv verlaufen, steht einem weiteren Treffen nichts im Weg. Wie aber wissen Sie, dass Sie mit Ihrem Date auf einer Wellenlänge sind? Hier drei Indizien:

- Sie haben den selben Humor und erkennen Nicolas Cages Mähne in **Con Air** einhellig als komödiantischen Leckerbissen

- Sie können sich riechen und stürzen beim ersten Zungenkuss nicht Hals über Kopf auf die Toilette

- Sie wissen beide wer **Worf** ist

Seien Sie ehrlich zu sich selbst. Wenn Sie sich beim Date verliebt haben, kommunizieren Sie es frei heraus. Vergessen Sie die ganzen Bro-Empfehlungen vom „Ignorieren" und „3 Tage lang nicht melden". Denken Sie daran: In der Fauna wird sich kein Tier fortpflanzen, wenn es auf Ignorieren setzt.[35]

[35] Pandabären gelten nicht umsonst als aussterbende Rasse. Die sexfaulen Tiere verbringen den überwiegenden Teil ihres Lebens damit, Bambussprossen in sich reinzustopfen und zu schlafen.

SEX

DER SEXUELLE KONTAKT

Irgendwann zwischen dem Ersten und dem 42. Rendezvous ist es dann so weit: Sie und Ihr Schwarm landen ineinander.

Doch keine Sorge, werte Leserinnen und Leser, in dieser höchst komplexen und verwirrenden Situation lassen wir Sie selbstverständlich nicht allein. Um peinliche Situationen zu vermeiden, sollten Sie präventiv auf Kommunikation zurückgreifen.

Um Ihnen die gängigsten Sexualpraktiken ein wenig näherzubringen, haben wir hier eine kleine Sammlung gängiger Techniken zusammengestellt und literarisch ausformuliert.

TIPP:

Seien Sie sich darüber im Klaren, was genau Sie wollen. Beziehung oder Sex? Treffen Sie sich beispielsweise mit Ihrem Date ausschließlich, um zu rammeln, sind die Erwartungen naturgemäß geringer. Sie können einfach Ihre Geilheit genießen, ohne sich zu viele Gedanken um die Gefühle des anderen machen zu müssen.

Missionarsstellung

Der Klassiker unter den Sexstellungen. Der **Receiver** liegt gespreizten Beinen auf dem Rücken und der **Partner** dringt von oben ein. Aber Achtung: Diese Stellung kann zu viel Nähe führen. Sehr intim.

Wiener Auster

Dabei legt der Receiver - auf dem Rücken liegend - die Beine auf den Schultern des Partners ab und verschränkt sie hinter dessen Kopf. Diese Position kann durchaus als Missionarsstellung auf Steroide bezeichnet werden. Vorsicht: nur für akrobatisch geübte Personen geeignet.

Reiterstellung

Ein weiterer Klassiker, den es in unterschiedlichsten Varianten gibt. Letztlich haben sie alle gemeinsam, dass jemand mit dem Rücken auf dem Bett liegt und ein anderer Jemand darauf reitet, als wäre man ein Rodeo.

Coitus a tergo

Dies ist Latein und bedeutet „Sex von Hinten“. Eine elegantere Ausdrucksform für den herkömmlichen **Doggy Style**. Bekannte Variationen hierfür sind die Löffelchenstellung, Hündchenstellung und für die aufgeschlossenen unter Ihnen die Doppelte Penetration.

Juwelendieb

Sie kennen diese Position sicherlich, denn letztlich handelt es sich dabei um einen **Doggy Style**, - nur dass die „penetrierte“ Person ihre Hand nach hinten durch die Beine streckt und dabei nach den „Juwelen“ des Penetrators greift.

Neunundsechzig

Bei dieser Stellung befriedigen sich beide Partner gegenseitig mit dem Mund. Wird häufig beim Vorspiel angewandt.

Tea Bag

Wenn Sie den Teebeutel aus dem heißen Wasser entfernen, dann ist es gängig, den Teebeutel noch mehrmals in die heiße Brühe einzutunken. So handhabt es sich mit den Juwelen des Mannes und den Mund des Partners.

Einsamer Nasenaffe

Die am meisten verbreitete Sexstellung ist, wenn Sie unten liegen und niemand obendrauf.[36]

[36] Es handelt sich dabei um eine Stellung, die auch Käufern des Buchs: „Zum Vögeln reichts“ bestens bekannt sein dürfte.

KURIOSES

KURIOSES: KOSMISCHE GESETZE

Nach einer romantischen Eroberung zeichnet sich der Sex bei Klingonen dadurch aus, dass man sich gegenseitig beißt und auch schon mal die Knochen bricht. So gilt ein gebrochenes Schlüsselbein in der Hochzeitsnacht als Glücksbringer. Dazu sind Quetschungen, Blutergüsse und andere Wunden während des Koitus durchaus normal. Wenn Klingonen Sex haben - so befiehlt es die Tradition - müssen Sie danach auch heiraten.

Klingonen nach der Hochzeitsnacht

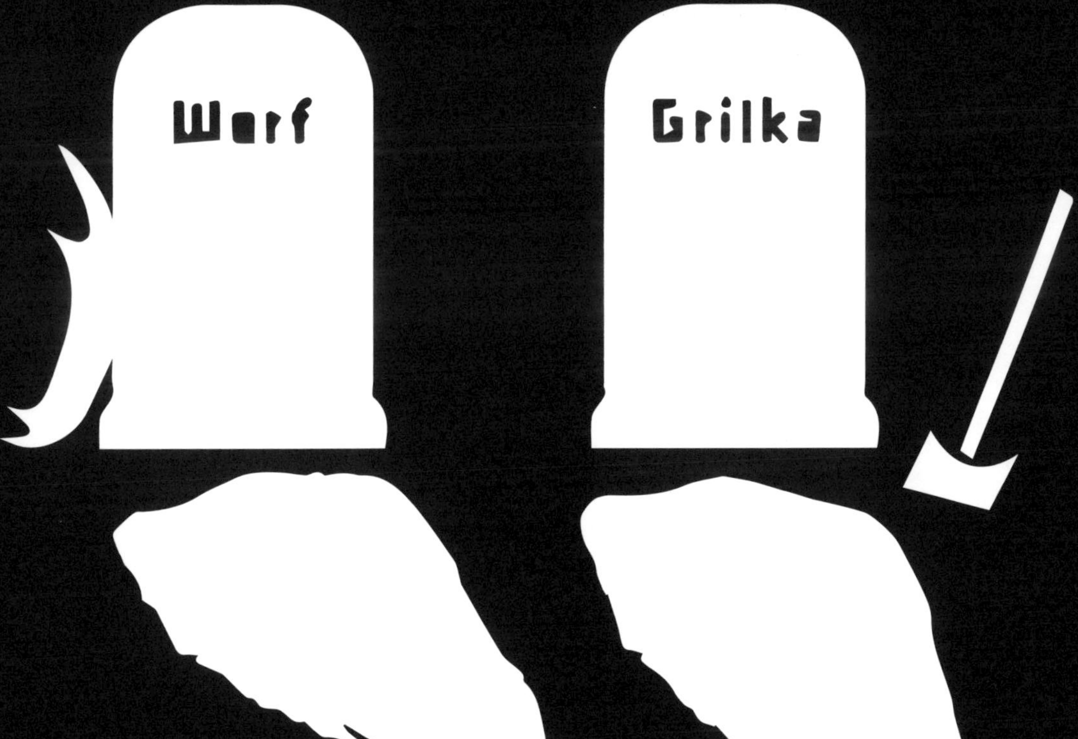

NACH DEM SEX

NACH DEM SEX

Geübte Dater - ohne längerfristige Beziehungsintentionen - sichern sich jene Bettseite, die näher an der Tür ist, um am nächsten Morgen unbemerkt das Weite suchen zu können.[37]

[37] Besondere Komplikationen ergeben sich dabei in Berliner Studenten WGs, da die knarrenden Dielen der überteuerten Barracke einen leisen Abgang erheblich erschweren.

DER SEXUELLE LEBENSZYKLUS

Der Umgang mit Sex sagt viel über eine Beziehung aus. Anfangs befindet man sich noch in der Annäherungsphase und es wird viel ausprobiert; gefolgt von der Routinephase, in der die zielführenden Praktiken der Annäherungsphase „professionalisiert" werden. Die wiederum mündet in eine Low-Sex Phase, bis es schließlich zum Ende der Beziehung oder zu einer zweiten Annäherungsphase kommt.

Sex sollte in erster Linie Spaß machen! Punkt. Der Mensch ist von Natur aus neugierig und will seinen Horizont erweitern. Deshalb erfand Johannes Gutenberg einst den Buchdruck, um nicht jede Seite immer und immer wieder neu abschreiben zu müssen.[38] Und deshalb erfinden Menschen immer neue Spielarten, Sex interessanter und intensiver zu gestalten.

Eine Möglichkeit ist der sogenannte Dirty Talk.

[38] Wie viele Biere hatten Sie bei dieser Niederschrift intus? - Anm. der Herausgeber
Wir hatten nur Schnaps - Anm. der Autoren

DIRTY TALK

Jeder Mensch hat **Triggerworte**, die ihn anmachen und im Bruchteil einer Sekunde in den Modus also **„Ich brauch es jetzt sofort!“** versetzen. Also lassen Sie als das nächste Mal den Blümchensex beiseite und hauchen Sie Ihrem Partner ein keckes „Na, du Stute“ ins Ohr oder präzisieren Sie Ihren Wunsch frei heraus: „Du wirst ihn mir jetzt erst mal ordentlich reinstecken“. Alles, was anmacht, ist erlaubt.[39] Wenn ihr Partner „trächtige Melkkuh“ oder „stinkender Ziegenbock“ genannt werden möchte, dann verdammt noch mal, trauen Sie sich!

Hier noch ein paar gelebte Beispiele. Bekanntlich ist das Wort der Schatten der Tat.

- „Ich werd dich jetzt mal ordentlich zureiten, meine Stute!“
- „Mach mit mir was du willst!“
- „Pump mich voll!“
- „Schatz, sag mir was Schmutziges ... Küche, Wäsche, Fußboden!“

[39] Napoleon Bonaparte liebte es herb. Als der französische Kaiser nach einem erfolgreichen Feldzug in Feierlaune war, ließ er seiner Ehefrau Joséphine einen vertrauten Brief zukommen, in dem stand: „Nicht waschen - komme in drei Tagen!“

ANGRY PIRATE

Bei einem **Angry Pirate** handelt es sich um eine etwas unorthodoxe Sexualpraktik, die wir an dieser Stelle als Allegorie abhandeln.

A kniet hinten seinem Partner B und beackert ihn im **Doggy Style**. Kurz vor dem Ejakulieren zieht A seinen Lümmel heraus und spuckt B auf den Rücken. B – vom Samenerguss des A überzeugt – dreht sich um, aber ACHTUNG: A wartet mit einer Überraschung und spritzt B die ganze Ladung ins Gesicht. Anschließend versetzt ihm A auch noch einen Tritt gegen das Schienbein, woraufhin B wie ein **wütender Pirat** durch die Gegend humpelt und sich die Augen reibt.[40]

[40] Wir raten dringlichst davon ab, den Angry Pirat tatsächlich in die Praxis umzusetzen. Beziehungen sind bereits an deutlich weniger zerbrochen.

Abrakadabra
Coitus interruptus

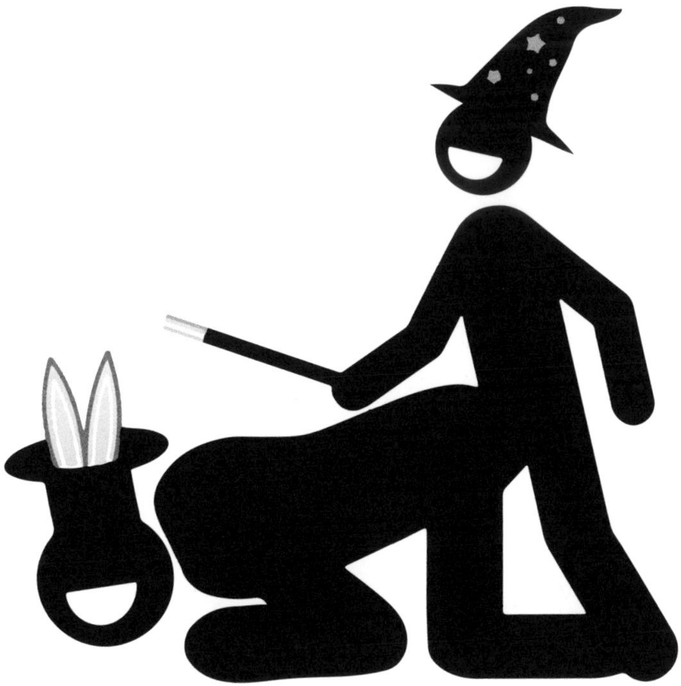

MUT ZUM FETISCH

Wenn Sie exotische Neigungen haben wie etwa Augapfellecken, Windeln tragen oder nur zum Höhepunkt kommen, wenn Sie von einer in Latex gehüllten Domina bei einer Prostatamassage abgemolken werden, während Ihnen eine zweite Domina in den Mund pupst - dann stehen Sie dazu. Das Leben ist zu kurz, um sich für seine Fetische zu schämen.

MUT

ZUM FETISCH

„Bei Erektion denke ich immer an Ikea-Regale:
Hoffentlich hält's fünf Minuten!"

Harald Schmidt

BEZIEHUNGEN

Einer von Alfred E. Neumann beauftragte Dating-Studie zufolge sprechen Paare nach etwa 6 bis 8 Rendezvous tatsächlich von einer **Beziehung.** Wie bereits beim Dating und beim sexuellen Kontakt werden wir Sie auch diesmal nicht alleine und unwissend mit der Komplexität einer Beziehung lassen und haben Ihnen entsprechend die wichtigsten Tipps und Fakten zusammen gestellt.

„Meine Freundin
lacht beim Sex immer -
ganz egal
was sie liest.“

Steve Jobs

FAMILIEN UND FREUNDESKREIS DES PARTNERS

Sollte eines Ihrer Datings zu einer Beziehung führen, bei der Sie sich nicht nach drei Tagen an die Gurgel gehen, wird es allmählich Zeit, Freunde und Verwandte des Partners kennenzulernen.

Dabei handelt es sich um keine bedeutungslose Herausforderung, denn hierbei wird ein weiteres Fundament für die Zukunft einer Beziehung geschaffen. Wenn die Freunde des Partners einen nicht mögen, dann steht man rasch auf verlorenem Posten.

Beim Freundeskreis gilt: Der authentische Weg ist der richtige. Dennoch sollten Sie beim Kennenlernen etwas zurückhaltend sein und auf die Frage, ob das liebevoll zubereitete Essen geschmeckt hat, nicht mit **„Zum Scheißen reichts"** antworten. Also seien Sie nicht zu kokett und um Gottes willen, bitte keinen Dirty Talk! Es besteht die Tendenz zur Fehlinterpretation.

EXKURS

EXKURS: ANDERE LÄNDER, ANDERE (DATING-) SITTEN

„Hatoful Boyfriend“ ist eine Dating-Simulation aus dem Land der aufgehenden Sonne, Japan, in der man nach einem passenden Lebensabschnittsgefährten sucht. Allerdings dated man dabei keine großäugigen Mädchen in Schuluniform oder androgyne Bishõnen[41] mit mehr Haupthaar als Reinhold Messner, sondern schlicht und ergreifend Tauben; hochbegabte Tauben um genau zu sein.

Das erstaunlich unterhaltsame und pointierte Game bietet durch seine Entscheidungsfreiheit nicht nur ein gelungenes interaktives Gameplay, sondern auch mehrere verschiedene Enden. Sollte Ihnen das zu konservativ sein, versuchen Sie es einfach mit der Nicolas Cage Dating Simulation[42] oder einem Waifu-Simulator, in dem man in Virtual Reality den Partner fürs Leben sucht.

[41] Ultrahübsche junge Männer in japanischen Mangas und Animes.

[42] Die gibt es tatsächlich und kann im Internet heruntergeladen werden.

DER 24/7 TEST

Eine gemeinsame Reise ist die ultimative Prüfung für jede ernst zu nehmende Beziehung. Erst wenn Sie zusammen mit Ihrem Partner eine Woche in einem Hotelzimmer überleben (bei gemeinsam benutztem Badezimmer), dürfen Sie den Begriff „Beziehung" in Ihren Wortschatz aufnehmen. Es gibt viele romantische Reiseziele in der Welt. Da wir 0815-Destinationen wie Paris, New York oder Dubai allerdings als zu banal erachten, haben wir Ihnen eine etwas andere Auswahl zusammengestellt:

- **Ludwigshafen, Deutschland** - die angeblich hässlichste Stadt Deutschlands (fotografieren Sie die Stadt ausgiebig, stellen Sie ein Portfolio zusammen und laden Sie Freunde zu einer Dia-Show bei viel Bier und Wein ein).[43]

- **Wien, Österreich** - die angeblich unfreundlichste Stadt der Welt (lassen Sie sich von einem Fiaker über die Ringstraße kutschieren und grüßen Sie ostentativ niemanden - oder lesen Sie das Meisterwerk **Wiener Blut - eine Ode an die Unfreundlichkeit**).

- **Stockholm, Schweden** - die angeblich langweiligste Stadt der Welt (bleiben Sie im Hotelzimmer und arbeiten Sie sich mit Ihrem Partner durch alle Sex-Stellungen, die in diesem Buch beschrieben sind).

[43] Launige Naturen machen ein Trinkspiel daraus und nehmen einen kräftigen Schluck, wann immer auf den Fotos ein hässliches Bauwerk auftaucht.

- **Pjöngjang, Nordkorea** - die angeblich abgeriegelste Stadt der Welt (wenn Sie einen Abenteuerurlaub der Extraklasse planen, besuchen Sie die Hauptstadt einer der letzten totalitären Staaten der Welt, inklusive: 24 Stunden Überwachung, ganztägig freie Autobahnen und kostenloser Staatspropaganda).

- **Auenland, Neuseeland** - der angeblich romantischste Ort der Welt (Wenn Sie „Der Herr der Ringe“ oder zumindest Fantasy-Fan sind, ist ein Besuch bei den Hobbits ein absolutes Muss. Lassen Sie sich zusammen mit Ihrem Partner inmitten der authentischen Filmkulissen vom Flair Mittelerdes[44] verzaubern).

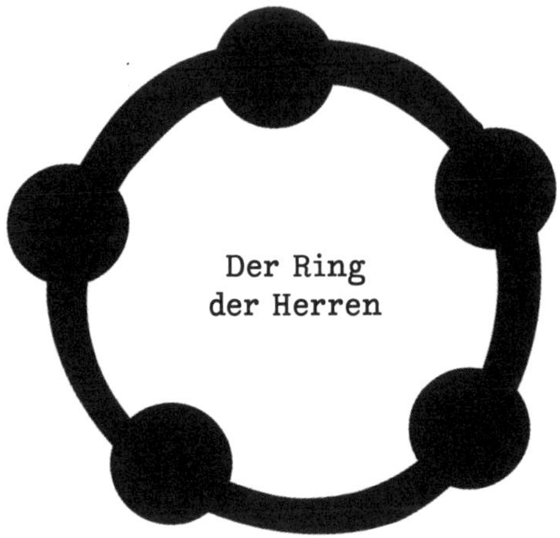

[44] Sollten Sie wider Erwarten auf Saruman oder gar Sauron treffen, beten Sie, dass Tom Bombadil um die Ecke kommt.

ZUSAMMENLEBEN

Eine Beziehung verändert Ihr Leben. Denn Sie werden jetzt viel Zeit mit Ihrem Partner verbringen. Dies bringt - so Sie am Erfolg der Beziehung interessiert sind - ein paar Veränderungen mit sich. Während des frischen Zusammenlebens kann es zu unangenehmen Situationen kommen, die gemeistert werden müssen.

Dabei sollte sich die Frage nach der Position der Klobrille im Jahre 2021 nicht mehr stellen. Doch es bleiben noch genug Fettnäpfchen übrig:

- Schließen Sie die verdammte Zahnpastatube nach dem Zähneputzen.

- Keine verbalen Fantasien über die Ermordung der Schwiegereltern.

- Keine **Hast Du wieder Deine Periode?**-Kommentare.

- Sollten Sie ein Control Freak sein, verheimlichen Sie es bis zum Tag der Eheschließung.

- Wen Sie bei Beziehungstipps nicht fragen sollen: Boris Becker, Bill Clinton, Britney Spears, Hilary Clinton, Charlie Sheen und natürlich den Papst.

KÖRPERLICHE VERÄNDERUNGEN

Wer sich länger in einer Beziehung befindet, verändert sich. Paare sehen sich mit der Zeit immer ähnlicher, bis sie langsam, aber sicher zu einer einzigen Person verschmelzen.[45] Wollen Sie wissen, wie Sie als Pärchen künftig aussehen, dann laden Sie eine beliebige **Face Morph App** herunter oder werfen Sie einen Blick auf Ihre Schwiegereltern. Doch nicht nur körperliche Veränderungen machen sich bemerkbar. Angeblich soll die Zahl 7 eine besondere Auswirkung auf Beziehungen haben.[46]

Aufgrund mangelnder Erfahrung der Autoren bleibt dieses Kapital **unvollständig** - wir befinden uns damit in so illustrer Gesellschaft, wie Beethovens 9. Symphonie, Antoni Gaudís **Sagrada Familia** und Nicolas Cages Haaransatz.

[45] siehe: die Amigos.

[46] Ungläubigen empfehlen wir den Filmklassiker „Das verflixte 7. Jahr" von Billy Wilder. Er enthält die berühmte Szene, in der Marilyn Monroes Kleid von einem Luftzug erfasst wird. Selbstverständlich hat diese Fußnote nichts mit körperlichen Veränderungen zu tun, aber wir erachten es als unsere kulturelle Pflicht, Ihnen dieses Meisterwerk näher zu bringen.

EHE

DIE EHE

Sofern Ihre Beziehung an keiner Affäre zugrunde gegangen ist, kommt es in vielen Fällen zur einzig möglichen Konsequenz: der Ehe. Bei der Ehe handelt es sich um eine Vereinigung zweier Individuen, die sich das Versprechen geben, bis zur Scheidung füreinander da zu sein.

WAS ES ÜBER DIE EHE ZU WISSEN GIBT:

Beim vorzeitigen Ableben eines der Ehepartner verdächtigt die Polizei immer zuallererst den Ehepartner. Viel mehr braucht man über die Ehe nicht zu wissen.[47]

[47] Okay, die Ehe bietet zumindest einen Vorteil, der hier nicht verschwiegen werden sollte: Steuererleichterungen.

„Heiraten ist eine Pflicht,
einen Liebhaber nehmen ein Luxus.“

Simone de Beauvoir

AFFÄREN

Seien Sie gewarnt: sollte der Mann im Laufe der Ehe eines Tages plötzlich mit dem Sportcoupé in der Einfahrt stehen, ist Vorsicht geboten. Er ist jetzt nur noch einen Schritt davon entfernt, sich die verbliebenen Haupthaare zu einem Pferdeschwanz zu binden und die aktuelle Ehegattin gegen eine jüngere Version auszutauschen.

Wer aber glaubt, die Frau sei in dieser Hinsicht subtiler, irrt: Wenn plötzlich das Buch **Eat Pray Love** auf dem Nachttisch liegt, sollten beim Mann ebenfalls die Alarmglocken schrillen. Die Gattin ist jetzt nur noch einen Schritt davon entfernt, einen One-Way-Flug nach Indien zu buchen, einen Ashram zu besuchen und sich dort in einen spirituellen Aussteiger mit Pferdeschwanz zu verlieben.

Prinzipiell lässt sich sagen, dass Affären bestenfalls im Geheimen stattfinden sollten. Bedenken Sie: Wenn eine Affäre auffliegt, kann ihr gesellschaftlicher Status empfindlich darunter leiden. Außer natürlich Sie **sind** die Affäre - in diesem Fall wird man Sie als „Frauenheld“ bzw. „Femme Fatal“ verehren.

KURIOSES

KURIOSES: SEXPUPPEN

Der kasachische Bodybuilder Yuri Tolochko heiratete 2020 seine **Sexpuppe** Margo, was laut kasachischem Gesetz möglich ist. Margo bietet eine Heizfunktion, hat einen eigenen Instagram-Account und ist mit einem Sprachchip ausgestattet.

Warum auch nicht? Man könnte schlimmeres mit seiner Zeit anfangen. Etwa Babyrobben jagen, Dating-Bücher schreiben oder eine Fußball-WM in der Wüste austragen.

HIER FINDEN SIE PLATZ FÜR EIGENE DATING-ANEKDOTEN:

(Sie können Ihren Unmut über schlechten Dating-Erfahrungen
aber auch durch niederträchtige Zeichnungen Ausdruck verleihen)

DAS SINNLOSE GIMMICK: NASENAFFEN-MASKE

Schauen Sie sich das folgende Bild an. Sofern Sie attraktiver sind, steht Ihrem erfolgreichen Balzen nichts im Wege. Sollte dem nicht so sein, dann gehen Sie wie folgt vor:

- Vorlage auf stabilen Karton übertragen (eventuell vergrößern)
- Ausschneiden (die Augen nicht vergessen)
- Gummiband befestigen und über das Gesicht ziehen
- Im städtischen Zoo um die Gunst eines Nasenaffens buhlen

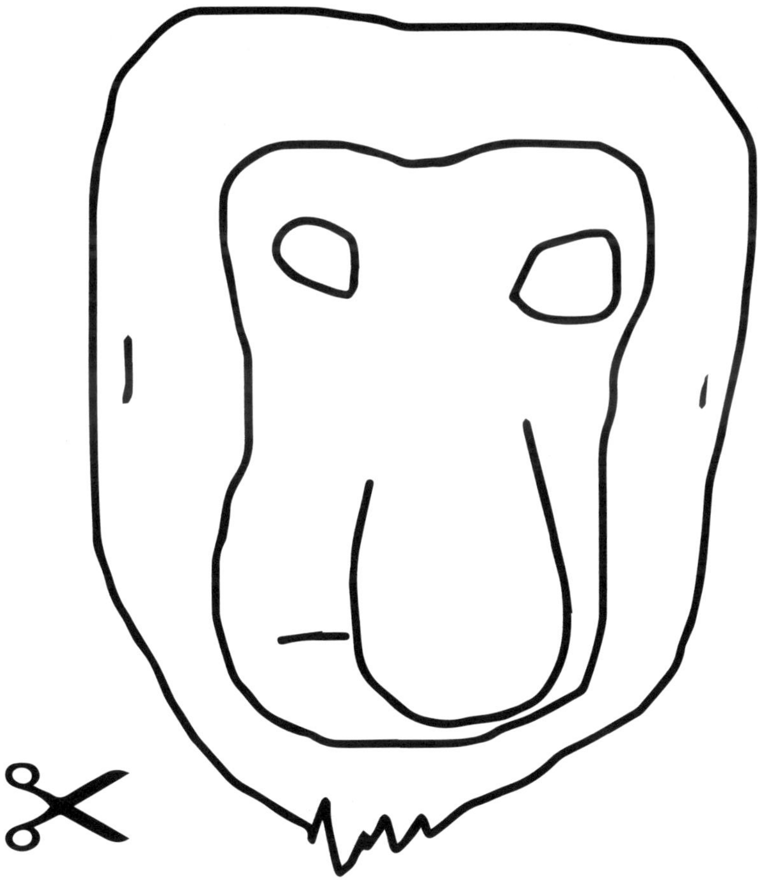

CHEERIO

EIN HERZLICHES CHEERIO AN ALLE, DIE UNS UNTERSTÜTZT HABEN!

Tatjana Westphal für das fantastische Lektorat; Hannah, Bella und Anna für die aufschlussreichen Inputs; Nicolas Cage für die Inspiration; Alle LeserInnen[48] von „Zum Scheissen reichts", die dieses Buch erst ermöglicht haben.

Ihnen hat der Dating-Ratgeber gefallen? Wenn ja, beweist das eindeutig Ihren erlesenen Geschmack. Es wäre toll, wenn Sie uns bei dem Onlineshop eine Bewertung geben, bei dem Sie das Buch bestellt haben. Oder Sie schreiben uns bei Ihrem Lieblings-Buchportal eine Rezension. Wir freuen uns immer, Meinungen zu unseren Werken zu lesen. Es hilft uns dabei, weitere Ideen[49] umzusetzen und neue Leserinnen und Leser für unsere Bücher zu finden.

Ach ja, sollten Sie das Buch überhaupt nicht gelesen oder es gar aus der Toilette Ihres Dates (ja, auch dort liegen unsere Bücher) gemopst haben, dann schämen Sie sich. :)

Beste Grüße von Franz und Rafael

[48] Selbst Schuld :)

[49] Ist das eine Drohung? – Anm. der Herausgeber

AUTOREN

DIE AUTOREN

Franz Zwerschina ist leidenschaftlicher Leser, Texter und Fotograf. In seiner Freizeit sammelt er außergewöhnliche Bücher, alte Videospiele und Spielzeug von Transformers. Am liebsten faulenzt er und sinniert dabei über die Entstehung der Arten.

Rafael Bettschart ist Creative Director, Erfinder unnötiger Gegenstände und Filmemacher. Er hat keine Hobbys und wundert sich über Franz, wo er die Zeit zum Faulenzen hernimmt. Das Transformers-Spielzeug gefällt ihm aber sehr gut.

www.zum-scheissen-reichts.com

DIR HAT DAS BUCH GEFALLEN?

Wir freuen uns sehr, dass du unser Buch bis zu dieser Stelle gelesen hast. Wenn es dir gefallen hat, wäre es toll, wenn du ihm bei dem Online-Shop eine Bewertung gibst, bei dem du bestellt hast. Oder du schreibst bei einem deiner Lieblings-Buchportale eine Rezension.

Es ist nicht nur sehr schön, Meinungen zu unserem Buch zu lesen. Außerdem hilft es uns auch dabei, weitere Geschichten zu schreiben und neue Leser für unsere Bücher zu finden.

KAMPENWAND
VERLAG

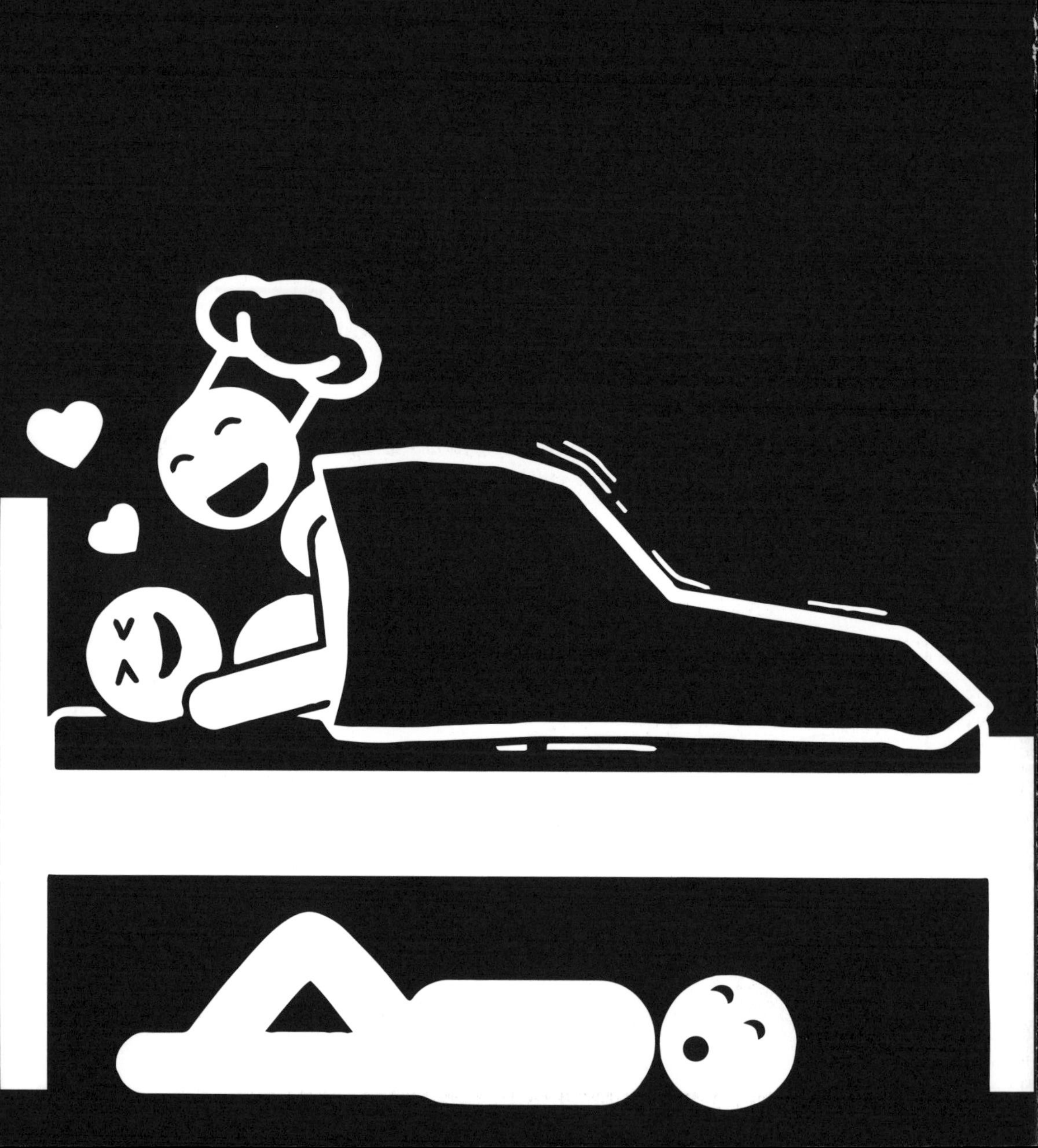